陈治锟 李珈贤 主编

减脂增肌

瘦身攻略

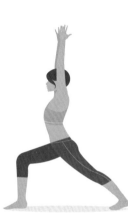

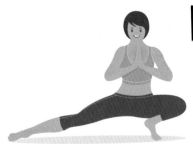

U0385979

黑龙江科学技术出版社
HEILONGJIANG SCIENCE AND TECHNOLOGY PRESS

图书在版编目（ＣＩＰ）数据

减脂增肌瘦身攻略/陈治锟，李珈贤主编 . —— 哈尔滨：黑龙江科学技术出版社，2022.5
ISBN 978-7-5719-1339-7

Ⅰ.①减… Ⅱ.①陈…②李… Ⅲ.①减肥 – 基本知识 Ⅳ.① R161

中国版本图书馆 CIP 数据核字 (2022) 第 045726 号

减脂增肌瘦身攻略
JIANZHI ZENGJI SHOUSHEN GONGLÜE

作　　者　陈治锟　李珈贤
策划编辑　深圳·弘艺文化　HONGYI CULTURE
封面设计
责任编辑　刘　杨　顾天歌
出　　版　黑龙江科学技术出版社
地　　址　哈尔滨市南岗区公安街 70-2 号
邮　　编　150007
电　　话　（0451）53642106
传　　真　（0451）53642143
网　　址　www.lkcbs.cn
发　　行　全国新华书店
印　　刷　哈尔滨市石桥印务有限公司
开　　本　710 mm×1000 mm　1/16
印　　张　12
字　　数　200 千字
版　　次　2022 年 5 月第 1 版
印　　次　2022 年 5 月第 1 次印刷
书　　号　ISBN 978-7-5719-1339-7
定　　价　39.80 元

PREFACE 序言

想减肥的人都比较心急，但是要以科学、健康为前提，在短期内快速减掉大量体重，可能流失的首先是水分和肌肉，急速减肥的代价可能是脱发、月经不调、贫血、肠胃功能受损等，往往得不偿失。

减肥要拼智商、拼理性，更要拼心态、拼自律能力。健康减肥，匀速慢慢减才是王道。安全的减重范围是每周减 0.5~1 公斤（体重基数大除外，1 公斤 =1 千克），所以，那些扬言月减几十斤的减肥方式，分明是在减命。我们给出的科学建议是，把一个月的减重目标设定为初始体重的 5% 左右比较合理，再设定一个 1 公斤左右的上下浮动比。

为什么设定为 5% 呢？根据数据统计，一个月减掉自身体重的 5% 是很容易实现的，并且身体能够感觉到明显的变化。不过如果体重基数较小，就可能需要时间长一些。

减肥可不光是体重秤上数字的减少。体重实际上是由骨骼、肌肉、血液、淋巴液、组织间液和脂肪构成。骨架强健就意味着身体很健康，骨骼太轻就意味到中年时可能会有骨质疏松的风险。肌肉的衰减与代谢率的下降直接相关，而代谢率下降，意味着能量消耗减少，就会让人形成所谓的"易胖体质"。体内水分和人体的年轻程度、皮肤状态、肌肉数量等密切相关。最直观的对比，婴儿的身体水分含量最高，老人的身体水分含量最低，他们的皮肤呈两个完全不同的状态。

因此，减肥不是要减掉骨骼、肌肉和水分，而是要减掉脂肪。过多的脂肪会给我们带来罹患疾病的风险、臃肿的身材，降低体脂比例，让它达到合理的范围，才是真正的减肥。

本书将告诉你让瘦身事半功倍的方法。充足的营养、合适的食材、科学的饮食习惯和适当的运动，是减脂增肌的最有效方式。

CONTENTS 目录

chapter 01

营养师告诉你：会吃，让瘦身事半功倍

chapter 02

减脂增肌必不可少的营养素

chapter 03

选好食材，减脂增肌两不误

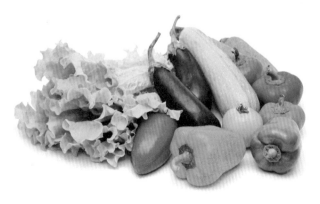

chapter 04

坚持 30 天，养成减脂饮食习惯

chapter 05

合理运动，是减脂增肌的关键

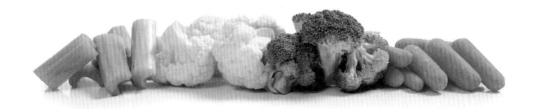

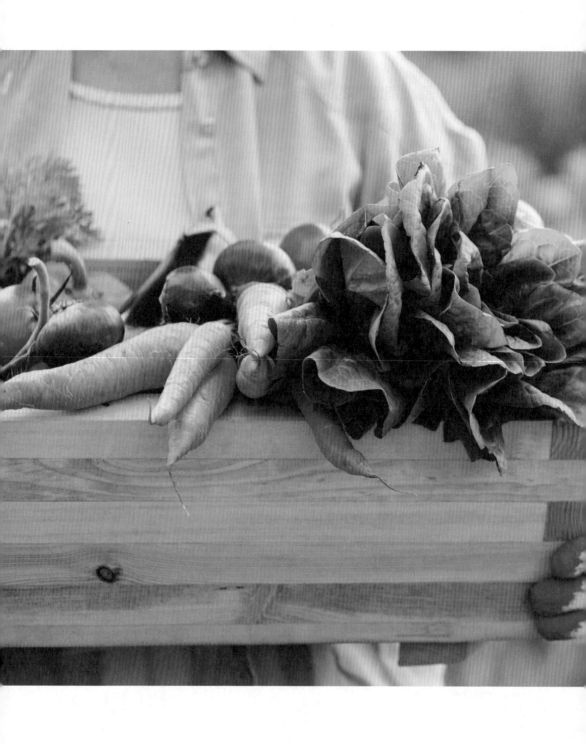

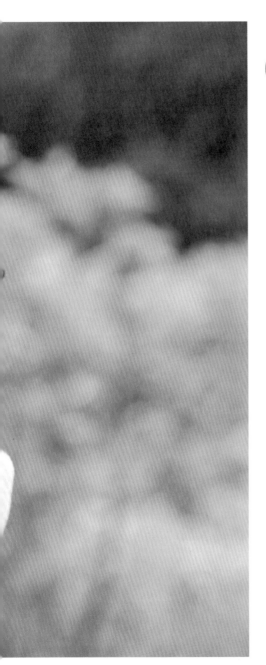

chapter 01

营养师告诉你：
会吃，让瘦身
事半功倍

　　减脂期需要我们科学地搭配各种食物，保证每一餐的营养素比例均衡，这样才能构建健康的饮食结构，真正做到吃得饱还能瘦。因此，选择一些升糖指数低的食物，可以帮助我们延缓饥饿，同时还能控制多余能量的摄入。

为什么你瘦不下来

有些人说："我喝凉水都胖。"在营养学的角度上，这事根本不存在。人之所以发胖，是每天摄入的热量大于消耗，热量消耗不掉，堆积在体内，日积月累储存着，就变成了脂肪。

了解理想体重和肥胖

常用的理想体重计算方法

①简便计算法	标准体重（千克）= 身高（厘米）– 105
②精确计算法	标准体重（千克）=[身高（厘米）-100]×0.9（男性） 标准体重（千克）=[身高（厘米）-100]×0.85（女性）

根据简便计算法与精确计算法，实际体重超出或低于标准体重的 10％以内，属于正常；低于 10％为偏瘦，高于 10％为超重；低于 20％为消瘦，高于 20％为肥胖。

也可通过体重指数 (BMI) 来判断体型。体重指数 (BMI)= 体重（千克）÷ 身高（米）的平方，将得出的体重指数（BMI）与世界卫生组织（WHO）制定的体重指数界限表一对比，就知道自己是哪种体型了。

体重指数界限表

类型	BMI	类型	BMI
偏瘦	< 18.5	1 级肥胖	30.0 ~ 34.9
正常	18.5 ~ 24.9	2 级肥胖	35.0 ~ 39.9
超重	25.0 ~ 29.9	3 级肥胖	≥ 40.0

你长胖的真正原因

基础代谢是指维持人体最基本生命活动所必需的能量消耗。基础代谢对减肥有非常大的影响，每天适量运动有助于提高身体的基础代谢，而节食会降低人体的基础代谢。通过性别、年龄、身高和体重能粗略计算出基础代谢。

基础代谢越高，则能量消耗越多，身体脂肪也就利用更多，不容易造成热量过剩而发胖；反之，基础代谢低，则消耗能量减少，在摄入一定的情况下，多余的、不能被消耗的热量就会以脂肪的形式储存在体内。

如何计算自己的基础代谢

性别	基础代谢计算公式
女性	BMR（千卡）=10× 体重（千克）+6.25× 身高（厘米）-5× 年龄 -161
男性	BMR（千卡）=10× 体重（千克）+6.25× 身高（厘米）-5× 年龄 +5

例如，一个成年男性，体重 70 千克，身高 178 厘米，36 岁，计算得出基础代谢量为 1637.5 千卡（注：1 千卡 ≈ 4.19 千焦，下文不再换算）。

你是如何长胖的

（每日摄入 3000 千卡）－（基础代谢 1500 千卡）－（日常活动代谢 800 千卡）
=700 千卡（储存到体内），日积月累，就是长胖的根本原因

你是如何减脂的

（每日摄入 1800 千卡）－（基础代谢 1500 千卡）－（日常活动代谢 800 千卡）
= −500 千卡（这就是需消耗体内储存的 500 千卡热量）

提高基础代谢，养成易瘦体质

在身体每日所需总热量中，70% 用于基础代谢，就是维持生命所需要的能量；20% 用于日常活动，包括生活和运动所消耗的热量；10% 用于人体产热作用，包括消化食物、抵抗寒冷等生理反应。所以，想减肥，必须提高基础代谢，变成易瘦体质。

科学控制糖类摄入。不要一味地减少糖的摄入，长期低糖饮食，身体会进入休眠状态。正确的做法是，糖类的占比为总能量的 35%~40%，尽量每餐都摄入等量的糖，让身体以为永远都有糖利用，提高代谢率。说得简单一点就是，吃够低 GI（GI 为血糖生成指数）的好主食。

定期做有氧运动。运动是提高代谢最有效的方式。每周进行 3~5 次有氧运动，如快走、慢跑、游泳、跳绳、打羽毛球、骑自行车等，每次要 30~40 分钟以上。

定期做无氧运动。每周做 3~5 次无氧力量器械训练，每次锻炼 1~2 个局部，提升肌肉含量。

鱼肉、辣椒、黑咖啡、柑橘类水果等对提升代谢有少许效果。

少吃高糖、高油食品。

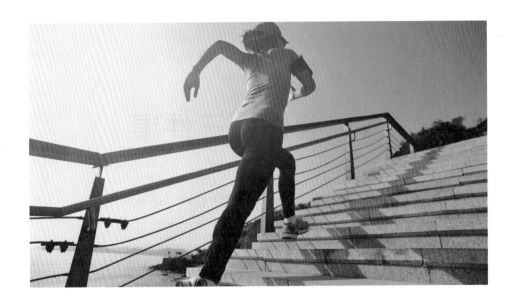

注重全身减脂，局部增肌

不要相信局部瘦身的谎言，因为减脂本来就没有只减局部这一说法。

首先，肥胖人群中 90% 的人属于单纯性肥胖，单纯性肥胖的最大特点，就是整体的体脂分布比较均匀。脂肪细胞长在什么地方，是和身体激素分泌有关系的，有的部位多，有的部位少。因此，在减肥的整个过程中，消耗脂肪也是全身性的，无法控制哪个部位消耗得多、哪个部位消耗得少。

其次，从脂肪分解的角度来看，当人体在消耗脂肪供能时，脂肪需要氧化分解成小分子脂肪酸进入血液，与特定蛋白结合成脂蛋白，再经血管输送到全身，而脂肪的氧化分解必然是全身性的，不会去优先分解某个特定部位的脂肪。

所以，只想某个部位瘦是不科学的，除非通过手术抽脂。虽然局部减脂不能实现，但是局部增肌是可以的。想要局部瘦身的小伙伴，可以试着做一些局部力量训练。当局部肌肉得到充分的锻炼刺激后就会变得紧致，这样在一定程度上缩小了围度，从而可以让体形更加完美。

瘦身，你只要做好三件事

选好食物——好的减肥食物是怎样的

要想控制好体重，一定要选择好的减肥食物，所谓好的减肥食物，就是食物本身的能量低，咀嚼消化这个食物所需的热量比食物自身实际所产生的热量还多。

简单地理解，就是低热量、低 GI、高饱腹感、慢消化的食物。

好的减肥食物都有几个特点：

低热量 高水分 高蛋白 高纤维

主食类	谷物类：玉米、小米、红米、黑米、紫米、高粱、大麦、燕麦、荞麦、藜麦等
	杂豆类：扁豆、蚕豆、芸豆、绿豆、红豆等
	根茎类：山药、土豆、芋头、莲藕、红薯、紫薯等
肉蛋类	肉类：鱼肉、虾贝类肉、鸡胸肉、鸭胸肉、牛里脊、猪里脊、兔肉等
	蛋类：鸡蛋、鹌鹑蛋、鸭蛋等
蔬菜类	白菜、芹菜、空心菜、菜心、芥蓝、菠菜、包菜、紫甘蓝、生菜、荠菜、苋菜、西红柿、黄瓜、西葫芦、莴笋、西蓝花、花菜、胡萝卜、白萝卜、四季豆、荷兰豆、豇豆、扁豆、洋葱、蘑菇、木耳、海带、紫菜等

 不是说这些食物就可以无节制地吃，要注意食用量。超量吃照样会发胖。

管住嘴——减肥管不住嘴该怎么办

很多要减重的人都会有这种情况：

总是管不住嘴，控制饮食一段时间，就容易暴饮暴食。

无聊时想吃薯片，不开心想吃冰淇淋，特殊日子一定得大吃一顿庆祝。吃完之后，心里满满都是愧疚感、失败感，感觉自己在减肥的道路上越走越远，慢慢也就放弃了。

其实很多时候，我们吃东西并不是真的因为饿了，而是被情绪干扰导致的情绪性进食。每种情绪都会有解决的办法，但那绝对不是只有进食一种方式。食物无法解决任何问题，吃完喝完，问题依然存在，它们顶多帮忙转移一下注意力；靠食物应付情绪还会带来新的问题，那就是肥胖的身材。

所以，想要科学瘦身，饮食 + 运动管理是前提，最重要的，还是心态和自控力的调整。既然是情绪主导大脑导致大吃大喝，那我们就该学会应对情绪。

四个问题，帮你摆脱情绪性进食。当你想吃东西的时候，不妨问问自己：

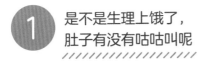

是不是生理上饿了，肚子有没有咕咕叫呢

如果是，那就尊重身体的感觉，吃一些饱腹感强的食物，蔬菜、肉蛋类是不错的选择。

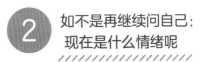

如不是再继续问自己：现在是什么情绪呢

是开心的，愤怒的，冲动的，还是平静的？如果是非平静状态，那就要引起注意了。

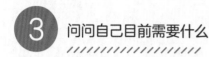

3 问问自己目前需要什么

很多时候吃东西是为了转移注意力，或者情绪需要宣泄，或者是缓解嘴巴的寂寞。想想你真正需要满足的是什么呢？

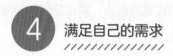

4 满足自己的需求

找到真正的需求后，我们就满足它。

要承认，你有权满足自己的需求，如表达情感、被聆听、被安慰，需要陪伴，或者就是单纯打发时间等，而这些需求不仅仅是依靠食物可以解决的。我们可以打电话和好友分享、去购物、看看书、听听音乐、做做运动、追追剧、写写日记、整理房间、睡一觉，甚至是大哭一场，这些都是有效的缓解情绪、转移注意力的方式。我们要学会通过其他方式安抚自己的情绪，给情绪找一些释放的出口，寻找转移注意力的工具，这才是关键。

在减脂期出现这些情绪是正常合理的，我们首先要接纳它，但同时也要学会和它相处，分析情绪产生的原因，以此来帮助自己摆脱情绪性进食，逐步养成自律、有节制的科学饮食习惯。

学会低 GI 饮食，只减一次肥

低 GI 饮食就是要控制好血糖，因为只有血糖平稳了，我们才能顺利减肥。所以，一定要了解食物的升糖指数。

升糖指数是指某种食物进入人体消化吸收的过程中，对血糖水平影响的速度，简称 GI 值。

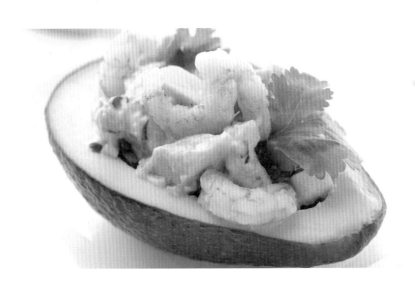

【高 GI 的食物】

由于进入肠道后消化快、吸收好，葡萄糖能够迅速进入血液，导致高血糖产生，刺激胰岛素分泌过多，导致肥胖。

【低 GI 的食物】

由于进入肠道后停留的时间长，释放缓慢，胰腺分泌的胰岛素减少，能有效地控制血糖。

而血糖，又是由我们吃进去的糖来决定的。食物中的糖有两种：一种是带甜味的糖，如白糖、红糖、果糖、蔗糖等；另一种是没有甜味的糖类，如白米、白面、馒头、面条这些富含淀粉的食物。所以，导致发胖的主要原因是摄入的甜食和主食过多或不合理，致使代谢失衡，久而久之就长胖了。

所以，想要控制体重，一定要了解食物的 GI 值，减脂期尽量选择低 GI 的食物。

常见体重控制膳食方案

饮食干预疗法的基本类型分为能量控制和营养素控制。能量控制包括：极低能量膳食疗法 200~600 千卡 / 天；低能量膳食疗法 600~1200 千卡 / 天；节食疗法（轻断食 5+2）1200~1800 千卡 / 天。营养素控制包括：高蛋白膳食疗法，蛋白供能比 20%~30%；高脂肪低糖类膳食（生酮饮食）疗法。

限制能量平衡膳食

限制能量平衡膳食的基本原则为低能量、低脂肪、优质蛋白质和复杂糖类，在膳食中还需要添加亚油酸、亚麻酸等必需脂肪酸，严格限制精制糖类食物和饮料的摄入，同时保证新鲜蔬菜和水果在膳食中的比重。推荐蛋白质、糖类和脂肪提供的能量分别占总能量的 15%~25%、20%~30%、55% 左右。主要分为以下三类：

①在目标摄入量基础上按一定比例递减（减少 30%~50%）；
②在目标摄入量基础上每日减少 500 千卡左右；
③每日供能 1000~1500 千卡。

限制能量平衡膳食可有效减重，降低体脂，改善代谢，易长期坚持达到减肥目标，安全性与普适性最高，有利于向正常饮食过渡，适于所有年龄阶段及不同程度的超重及肥胖人群。

低能量膳食

低能量膳食疗法是在满足蛋白质、维生素、矿物质、膳食纤维和水这五大营养素需求的前提下，减少糖类和脂肪的摄入，主要适用于轻、中度肥胖者，可根据情况进行选择，需要在医生指导下进行。

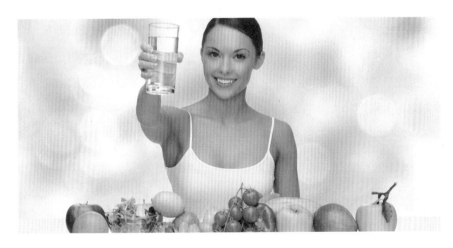

极低能量膳食

极低能量膳食疗法的能量来源主要是蛋白质，严格控制脂类和糖类能量的摄入，使身体处于饥饿的状态，但此方式会致使瘦体重（也叫"去脂体重"，就是除脂肪以外身体其他成分的重量，如蛋白质、糖、非骨性无机物等）减少，容易导致电解质紊乱，出现痛风。此方式主要适用于重度和恶性肥胖者，一般为医院管理膳食，需要适量补充微量营养素，实施时通常需要医生严格指导，避免并发症的发生。

轻断食 / 间歇性断食

间歇性断食疗法（轻断食5+2），即1周内5天正常进食，其他2天（非连续）

摄取平常的 1/4 能量（女性约 500 千卡 / 天，男性约 600 千卡 / 天）的饮食模式。主要适用于轻度肥胖者。这种断食模式有益于体重控制和预防 2 型糖尿病及改善代谢，但容易出现营养代谢紊乱，不适于孕妇、儿童和青少年减肥及长期使用。

高蛋白膳食

　　高蛋白膳食是为了摄取足够量的蛋白质，维持机体的正氮平衡（营养学中，把摄入蛋白质的量与排出蛋白质的量之间的关系称为氮平衡。摄入氮大于排出氮叫作正氮平衡。），减少人体肌肉等瘦组织中的蛋白质被动员为能量而被消耗。在高蛋白膳食中，以肉类和蛋类等高蛋白食物为主或添加蛋白粉，每日蛋白质摄入量超过每日总能量的 20%，但一般不超过每日总能量的 30%。这种膳食模式可有效管理超重和肥胖人群的体重与身体成分，并可降低心血管疾病风险，但使用时间不宜超过半年，且不适合孕妇、儿童、青少年和老年人，以及有肾脏疾病的肥胖患者。

代餐

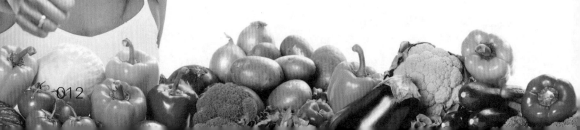

　　以多维营养素粉或能量棒等非正常的餐饮形式代替一餐或多餐的膳食，或是代替一餐中的部分食物。减肥代餐食品具有高纤维、低热量、易饱腹等特点，因而食用代餐可以有效地控制食量和食物中的热量，进而达到减肥的目的。代餐是营养素补充和减少能量摄入的一种较好的方式，而且高蛋白低脂肪低糖配方有利于维持瘦体重。

　　代餐不适用于孕妇和儿童减肥。

低碳、极低糖类膳食

在正常膳食中，每天糖类摄入 20~90 克。而糖类低于总能量的 20% 为极低或无糖类膳食，通常在 20 克以下，仅从蔬菜、水果中获得。

这种膳食模式能短期快速减去体重，但是不能长期使用，时间不能超过一个月。长期使用低糖、极低糖类膳食，人体会缺乏维生素、矿物质等营养素，骨质流失，容易导致血管壁受损、便秘等，还会导致抑郁、愤怒等精神症状。

只有重度肥胖者（BMI > 35）可在营养师或医生指导监护下使用此方法。儿童、青少年及老年人不适用。

地中海式饮食

地中海式饮食是指有利于健康的，简单、清淡及富含营养的平衡饮食结构。这种特殊的饮食结构强调多吃蔬菜、水果、鱼、豆类、坚果类食物，其次才是谷类，并且烹饪时要用植物油（含不饱和脂肪酸）来代替动物油（含饱和脂肪酸），尤其提倡用橄榄油。地中海式饮食能降低患某些肿瘤疾病的风险，减少心血管疾病的危险因素和代谢综合征的风险，改善脂肪肝和胰岛素抵抗，改善肾功能，但是这种饮食方式对体重控制作用不大。

DASH 饮食

提倡多蔬果和低油脂，营养特点为高钾、高钙、高镁和高纤维。这种饮食方式能有效预防和控制高血压，但是一些特殊疾病如高钾血症和严重的肠炎等患者不适用这种饮食方式。

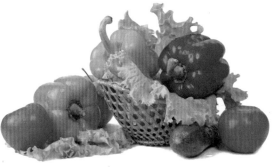

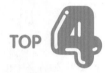

减脂期怎么选择主食

这些年，不吃主食的低糖类膳食减肥法在网上流传，一些商家的广告更夸张，宣传"不吃主食，月瘦 20 斤"，吸引了很多人效仿。不吃主食这种减肥方法或许短期内有效果，但是，对于大部分减肥外行人士来说，在前一周内低糖法可能减重比较明显，但等到身体适应这个方法后，体重不再往下降了，如果还想要营养均衡就更困难了。先来看看不吃主食有哪些危害。

①基础代谢率越来越慢。比如：很容易缺乏 B 族维生素和矿物质，B 族维生素与糖、蛋白质、脂肪的代谢和能量转化关系密切

②增加酮血症和酮尿症的发病风险

③减肥不易长期坚持，容易半途而废

④容易疲惫、头晕、四肢无力、低血糖、记忆力下降

⑤体重容易反弹，甚至越减越肥

⑥容易过量摄入高脂肪和高胆固醇食物

既然不吃主食了，鱼、肉、蛋类的摄入量又不可能增加太多，那么热量供应量就会不足，这时候，很大一部分食物中的蛋白质都会被身体转化为热量消耗掉，真正能够供应人体组织新陈代谢、合成分解过程使用的蛋白质会大幅度减少。结果就是营养不良、肌肉流失、皮肤变差、严重脱发、身体抵抗力下降等，有的女孩子甚至出现月经紊乱、闭经的情况。

实际上，在国际上"低糖饮食到底能不能减肥"也是颇有争议的问题，就目

前的研究结果来看，低糖饮食减肥的方法并不具有普遍性，对于一部分人来说可能极其有效，但对于另一部分人来说，可能真的没什么效果。

所以，在减脂期，我们要学会正确地吃主食，粗细搭配，搭配薯类或杂粮杂豆类。吃粗不吃细，吃杂不吃白，少量多次吃。选择低血糖生成指数（低 GI 值）的谷物做主食。少吃精白米面和简易精制糖的食物，如面包、蛋糕、蛋挞。

米饭、馒头和面条，哪个更合适

我们推荐减脂期多吃粗粮，但是有人就爱吃米饭、馒头、面条，那应该怎么办呢？先来看看米饭、馒头和面条哪个热量高。

100 克熟白米饭的热量是 116 千卡
100 克白面馒头的热量是 223 千卡
100 克普通湿面条的热量是 290 千卡

不难看出，同等量的三种主食，面食的热量会更高一些，因此在减脂期，建议大家选择米饭类。衡量有利于减脂的主食，热量并不是唯一的标准。无论是米饭、馒头还是面条，都属于高 GI 值的精制主食。它们会促进身体胰岛素的分泌，导致血糖的大幅度波动，而胰岛素功能异常会导致身体脂肪堆积。

因此，学会正确选择主食才是最重要的。同样都是主食，下面列出的食物含有更多的膳食纤维和维生素、矿物质，升糖指数更低，饱腹感更强，营养价值更高。

①米饭可以和各种粗粮一起混合烹饪，制成杂粮饭

②馒头首选用全麦面、玉米面、莜麦面、黄豆面等混合做的杂粮馒头

③面条选择莜麦面、玉米面、杂粮面

如果实在想吃精制的白米白面，每餐就吃自己拳头大小的一份即可。在减脂期，推荐一周吃 1~2 次，并且放在早餐或午餐吃；在体重维持期，推荐一周吃 2~4 次，同样放在早餐或午餐吃最好。

不推荐吃精制的大米

大米的外层叫谷皮，富含 B 族维生素和膳食纤维，这是糖分在体内代谢所需的至关重要的营养素。在大米的头上有一小块叫胚芽，富含植物蛋白、维生素 E、不饱和脂肪酸和矿物质。但因为胚芽营养丰富，虫子也喜欢吃，大米难以保存，商人就在加工的时候把这个最宝贵的东西给去掉了。同时，为了延长保质期、色泽好看等，大米中可能会加一些添加剂，而精制面粉中添加物也是不少的。这一切的操作让稻谷成了现在的高糖、高热量的精制糖类，并且白米白面容易消化，升糖快，也成为长肉的高手。

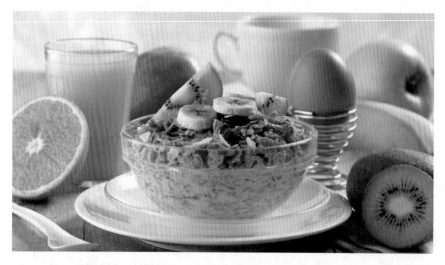

主食本来是提供 B 族维生素的主力，但如果三餐都吃白米饭这种主食，就很难达到维生素 B_1 的推荐供给量。而缺乏维生素 B_1，会让人情绪沮丧、全身乏力、肌肉酸痛、思维迟钝。另外，如果有口味不错的菜肴相配，一碗白米饭很快就能吃掉，大脑还没有来得及接收到饱的信号，不小心又吃下去第二碗。

相反，糙米饭就没有这么容易下咽了。

糙米，是指除了外壳之外都保留的全谷粒，含有谷皮、糊粉层和胚芽。糙米口感较粗，质地紧密，煮起来比较费时，但是糙米的营养价值比精白米高。它虽然没有白米饭香，但饭粒外面有种子的硬皮，需要细细咀嚼才能下咽，大脑有足够的时间来感受吃饱的信号。

精制白米所含的膳食纤维是微乎其微的，只有 0.4% 左右。而普通糙米就有 2%，黑米则高达 3.9%。在其他杂粮当中，小米算是粗粮里最"细腻"的一种，纤维含量是 1.6%，而玉米高达 6.4%，荞麦 6.5%，红小豆 7.7%，大麦 9.9%。如果这些杂粮搭配食用，对身体就更有益了。

把白米饭换成糙米饭或杂粮饭，膳食纤维的供应量就会突飞猛进，这对于因为缺乏膳食纤维而导致的便秘有很好的调节作用，并且这些食物所含的各种营养素对身心健康都非常有益。

无蔗糖粗粮代餐饼干不能当主食

很多人看到粗粮就觉得可以多吃一些，其实不对。

代餐饼干都是加工食品，尽管原料是粗粮，经过细加工烘烤过后，结构发生了改变，在胃中停留时间短，升糖指数高，饱腹感变弱。

饼干一般为了追求酥香的口感都会添加油脂，而这个油脂无论是植物油还是人工油，都是额外摄入的热量。

代餐饼干中会添加一些其他成分，例如坚果、淀粉、小麦粉、海苔等，这些都会增加额外的热量，并且无从考证其配料的来源。

这些饼干虽然无蔗糖，但是添加了代糖。关于代糖的争论一直存在，代糖吃多了会引起腹泻，还有研究表示代糖吃多了会增加患癌症风险，而且代糖会提高糖耐受，人们的甜味觉会减弱，从而追求更甜的食品。

因此，如果偶尔因为工作繁忙而用饼干代替主食是可以的，但一定要选低能量、低升糖、少添加的，并且是安全厂家生产的，我们建议还是尽量吃少加工的食物。

减脂期蔬菜水果怎么吃

蔬菜怎么吃

从减肥的角度来讲，蔬菜大致可以分为以下三大类：低热量类、高饱腹类、高淀粉类。

1 低热量类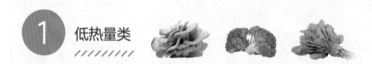

这类蔬菜营养价值比较高，如菌藻类的，各种蘑菇、木耳、海带、紫菜等；球茎类的，菜花、西蓝花、紫甘蓝等；鲜豆类的，四季豆、荷兰豆、豇豆、扁豆等；还有各种绿叶蔬菜，如芹菜、菠菜、空心菜、苋菜、菜心、芥蓝等。这些蔬菜纤维含量高，热量低，饱腹感强，在减肥的同时还能调节肠道，缓解便秘。

2 高饱腹类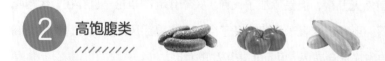

如：黄瓜、西红柿、圆白菜、西葫芦、莴笋等。

这类蔬菜的营养价值比绿叶菜稍微低一些，纤维含量偏低。但是它们水分含量大，热量很低，减肥期间可以多吃一些，不会长胖。

3 高淀粉类
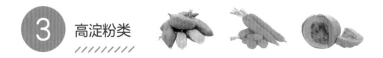

这类蔬菜淀粉含量较高，减肥期间可用来代替部分主食，千万不要当作蔬菜来吃，因为淀粉就是糖的一种。比如，红薯、土豆、山药、芋头、玉米、莲藕、荸荠、胡萝卜、南瓜等。推荐用它们来代替主食，比起大米、白面，它们纤维含量高、维生素含量高，饱腹感更持久。

在烹饪的时候，蔬菜的水溶性维生素损失很大。因为蔬菜中的维生素 C、维生素 B_2、叶酸等都是溶于水的，而且都怕高温。所以，能生吃的就尽量不加热，这是个大原则。为了尽量避免维生素流失，我们在做菜的时候，应该先洗后切，保留更多营养；能手撕的不动刀，能切大的不切小。烹饪时多用以水为主的低温烹饪方法，少用以油为主的高温烹饪方法。

水果怎么吃

在减肥期间，很多人会用水果来代替晚餐或者早餐，但最终没有效果，根本减不下去。因为很多人认为水果的热量比较低，代替正餐可以减少能量的摄入，从而使一天的能量达到负平衡，促进脂肪分解。但是换来的结果不仅仅是饿，并且减重效果不佳。

只吃水果的话，蛋白质的摄取会不足，久而久之，会营养不均衡。长期只吃水果，会使血压变低，女性月经可能不规律或停经。

只吃水果减重速度虽然快，但是体重回升也快。

人体对果糖吸收得非常快，并且饿得快，正常用不了 2 小时，你就饿得头晕眼花了。果糖会导致胰岛素和瘦素的水平降低，饥饿激素水平升高，大量食用水果反而会使体重增加。

水果和蔬菜不能替换

虽然蔬菜和水果在营养成分上和健康效应方面有很多相似之处，但是它们不是同类食物，且含糖量不一样。蔬菜的品种远远多过水果，而且在日常饮食中，深色蔬菜的维生素、矿物质、膳食纤维和植物化合物的含量高于水果。水果中糖类、有机酸、芳香物质比新鲜蔬菜多，而且水果不用加热即可食用。蔬菜和水果在营养方面各有优势，所以，二者不能互相替代。

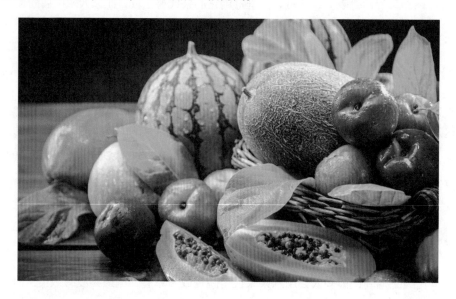

水果加工制品和果汁不能替代新鲜水果

水果罐头、果脯、干果之类的加工制品，在糖渍的过程中，维生素和矿物质损伤太大，并且糖渍后含糖量非常高，不仅不能减肥，反而会增肥。果汁是由各种水果经压榨的方式去掉残渣留下的汁水，膳食纤维、维生素和矿物质损失非常大，服用果汁代替水果便失去了水果的部分营养价值。

什么时候吃水果最好

大部分人早餐的食物质量不高，建议早餐里适当加一些水果。如果为了控制体重，可以在午餐前吃一点儿水果。将水果作为两餐之间的加餐，既能补充营养素和水分，又能耐饿。注意，在减肥期间一样要控制水果的摄入量，否则不利于减重。

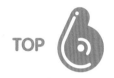

TOP

如何挑选食用油

食用油分为动物油和植物油。

动物油结构稳定，适合煎炸，但是富含饱和脂肪酸，不适合"三高"（血脂高、血压高、血糖高）人群，因此，建议肥胖人群尽量避免。

植物油结构不稳定，适合蒸炒，温度过高易破坏其营养价值，但其富含不饱和脂肪酸，对人体更有益处。

日常食用，我们建议以植物油为主，要经常更换种类，多品种用油。烹调油中的主要成分是脂肪酸，脂肪酸分好多种，如 α - 亚麻酸、亚油酸、DHA、EPA 等，各种油所含各种脂肪酸的比例是不一样的。为了健康，不能只固定摄入某种或者某些脂肪酸，而是需达到各种脂肪酸之间的平衡。

没有哪一种食用油是绝对完美的。相对而言，橄榄油、茶籽油、核桃油富含 Ω-9 单不饱和脂肪酸，能够降低血液中的坏胆固醇，对心脑血管很友好。

其他还有葵花子油、花生油、玉米油、大豆油等，每种油的脂肪酸组成都不相同，营养价值也不同。想获得脂肪酸平衡，进而促进膳食均衡，就必须摄入多种食用油。

不管用什么油烹饪，据《中国居民膳食指南》推荐，健康成年人每日油脂推荐摄入量是 25~30 克，减脂期推荐 15~20 克，这就需要我们减少使用煎、炸等大量用油的高温烹饪方式，多采用蒸、煮、炖、焖等低温少油的烹饪方式。

减肥期间零食怎么选

减脂期间，零食选择的原则要记住：纯天然、零添加、低热量高营养、饱腹感强。

应该选择哪些食物

无糖全麦燕麦饼干	燕麦饼干是一种高营养、高能量的食物，富含膳食纤维，能促进肠胃蠕动，并且饱腹感强。在饥饿的时候，可能吃上两块就饱了，能防止摄入过多的油脂，从而达到瘦身的效果。购买时请注意：一定要选择全麦、少油、无蔗糖的。
自制酸奶或无糖脱脂酸奶	酸奶含有丰富的蛋白质，饱腹感强，很耐饿。酸奶富含活性益生菌，不添加蔗糖的酸奶，既能补充肠道需要的益生菌，又能调节肠道菌群，对减轻体重有很好的效果。
新鲜黄瓜	黄瓜含水分为98%，含有维生素、胡萝卜素、膳食纤维等营养成分。可以帮助身体消除水肿，排出毒素。关键是热量极低，又可以生吃，吃多一点儿也不用担心长胖。
小番茄	小番茄也叫圣女果，圣女果中的维生素C和番茄红素都是很强的抗氧化剂，并且热量与含糖量都非常低，是减肥期间很好的加餐食物。
脱脂牛奶	脱脂牛奶营养价值高，蛋白质和钙含量都非常高，热量较低，购买小盒装非常方便饮用，但注意不要过量（每日200~400毫升即可）。
无糖豆浆	豆浆含有蛋白质和少量脂肪，淀粉极少，但它有低聚糖和非淀粉多糖，可以改善肠道环境，同时还有大豆异黄酮，营养丰富又低热量，是很好的减脂食物。
原味坚果	高蛋白、高纤维、饱腹感强，坚果还含有脂肪，可作为加餐食用。所以，建议每天吃一次，每次10~20克即可，而且要注意总脂肪量的均衡协调，不超标即可。

酸奶怎么选

酸奶富含蛋白质，且含钙量很高，是很好的加餐及零食选择。但是，市面上销售的酸奶品质参差不齐，营养价值和其售价并不成正比，这就需要大家擦亮眼睛，选择营养价值更高，更适合自己的酸奶了。

根据国家标准，酸奶可分为以下四类：

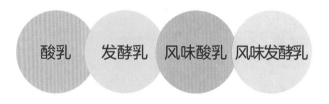

酸乳

酸乳：以生牛（羊）乳或乳粉为原料，经杀菌，接种嗜热链球菌（链球菌）和保加利亚乳杆菌（德氏乳杆菌保加利亚亚种）两种菌发酵制成的产品。

发酵乳

发酵乳：以生牛（羊）乳或乳粉为原料，经杀菌、发酵后制成的 pH 值降低的产品，没有菌的限定，也就是说这种酸奶中加入了三种及三种以上的益生菌发酵。

总之，如果产品里添加了除保加利亚乳杆菌和嗜热链球菌以外的菌种，则为发酵乳。如产品里只用了这两种菌发酵，就是酸乳。

酸乳和发酵乳不添加多余的糖或果料，蛋白质含量 ≥ 2.9%，超市里常见的无糖酸奶就是这类。这两种酸奶最健康，但口感相对较酸，售价较高，建议搭配燕麦片和新鲜水果食用。

风味酸乳

风味酸乳里除了奶／奶粉，还添加了其他成分，如食品添加剂、果蔬或谷物杂粮等。只要满足奶／奶粉含量超过 80%，蛋白质含量 ≥ 2.3% 即可。

风味发酵乳

风味发酵乳除了奶／奶粉，接种发酵后，还添加其他成分，且没有菌种的限定。

发酵乳只添加菌种，不添加其他的食品添加剂，而风味发酵乳添加了其他的食品添加剂。

风味酸乳和风味发酵乳这两类是超市最常见的酸奶，不建议过多饮用，其营养价值低于酸乳和发酵乳。

还有一种被误以为是酸奶的乳酸菌饮品。这类酸奶制品往往以水、白砂糖及奶粉为主要原料，蛋白质含量远远低于 2.3%。这类乳酸菌饮品并不能代替奶制品饮用，它只是口感酸甜的含糖饮料，减脂期间尽量避免饮用。

在选购酸奶时，选择含糖少的酸奶是明智的（能量表里，糖类含量百分比在 2%~3% 的）。当然了，最好的方法就是自己做酸奶，切记不加糖或者加少量木糖醇代替糖。

要选用低脂、脱脂酸奶吗？

低脂无糖酸奶可以食用，它的热量低，对减肥有利，饱腹感相对也低一些。通常，商家为了弥补口感会加入木糖醇等配料，减脂期可以食用。

脱脂酸奶比全脂酸奶口感稀一些，奶香味稍微差一点儿，吃起来不太让人有满足感，不过，减脂期可以食用。

适当吃坚果

坚果对减肥是有帮助的。因为大多数坚果含丰富的不饱和脂肪酸、蛋白质、膳食纤维等营养成分，有抗氧化、调节血脂、降低胆固醇、提升免疫力等功效。

坚果的饱腹感比较强，推荐用它作为零食和加餐，可在两餐间食用，也可用坚果配点水果做下午茶，这样可以有效推迟饥饿感的到来，还可以有效维持餐后血糖平稳，有利于减少身体的脂肪合成。

坚果虽好，但是不能吃个不停，每日总量 10~15 克为宜。在不增加一日总能量的前提下，吃坚果并不会增肥。

 前提是"不增加一日总能量"。

要想多吃坚果而不增加一日总能量，唯一的办法就是整体平衡：

把坚果放到盘子里，把其他食物从盘子里拿出去。

坚果含有脂肪，如果一餐中含有坚果，那么其他食材就要采取水煮、蒸、炖等少油的烹饪方式，这样就给多吃坚果"腾了地方"。在拌凉菜的时候，把坚果切碎放进去，省掉沙拉酱和香油，就可以既得到坚果的营养，又避免脂肪摄入量增加，还可以改善菜品的口味。

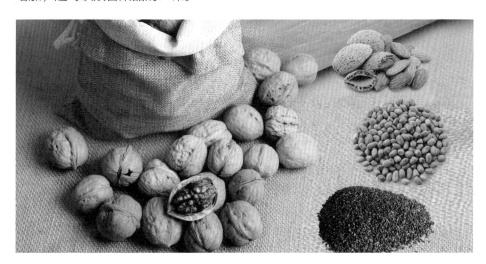

TOP 8

减脂要注意的细节

怎样喝水瘦得快

"喝水会长肉"的说法是不对的,正确的喝水方式能让人瘦得更快。减肥期间,学会喝水很有必要,喝水的时间段、喝水的量、水的种类都有讲究。

【早上起床后】

经过一夜的睡眠,身体缺乏水分,早上起床之后喝一杯温开水,可以帮助肾脏及肝脏代谢,还可以清洁肠胃、促进排便。喝完水不要马上进食,等待15~30分钟,让水分进行新陈代谢后再进食。

【工作和学习之前】

清晨从起床到办公室的过程,时间总是特别紧凑,情绪也较紧张,身体无形中会出现脱水现象,所以到了办公室后,别急着泡咖啡,先喝一杯至少250毫升的温开水。

【吃饭前】

餐前半小时喝水有助于降低身体对渴与饿的需要,容易有饱腹感,减少进食量和食欲。同时,饭前喝水还能促进血液循环,清理血液垃圾,间接提高大脑活力。研究表明,每顿早餐、午餐、晚餐前半小时喝500毫升水并坚持3个月的人,比餐前不喝水的人平均多瘦了2~3千克。

【运动时】

运动前、中、后都需要给身体补水。在运动前可以补充 300 毫升水；在运动期间，每 15 分钟可以补充 150 毫升水；在运动之后，如果发现体重少了 1 千克，至少要补充 500 毫升水。

【便秘时】

身体缺乏水分是便秘的原因之一，便秘的人应该多喝水，大口大口地喝，让水尽快进入肠道，刺激肠蠕动，促进排便，尤其是在早上空腹时喝水 800~1000 毫升更佳。另外，便秘的人应当在补充水分的同时，补充更多的膳食纤维和益生菌，这样效果更佳。

减脂期，喝汤要谨慎

减脂期，到底可不可以喝汤呢？ 我们来分几种情况。

肉汤	一般来说，肉汤热量会比较高，而且肉汤当中的嘌呤含量高，这对于痛风患者一定是禁忌的。而且，肉汤中的脂肪和盐也会偏多，喝多了容易造成能量过剩和高血压。所以，原则上我们建议不喝
浓汤	一般的浓汤，为了增加汤的口感，都会勾芡，芡就是我们常见的水淀粉，既然是淀粉，糖分自然就高了，因此减脂期还是要避免喝浓汤
蔬菜汤	推荐食用低脂低盐蔬菜汤，建议荤素搭配，注意脂肪和盐的添加。早上、中午的餐前喝一小碗，晚上可以用汤菜来替代晚餐，比如：2 块排骨、1 份海带、1 份玉米、1 份蔬菜、1 份豆腐做的低热量减脂汤就是很好的晚餐

不吃晚餐可行吗

许多人认为不吃晚饭就能减肥，不吃晚饭几乎是应用最广泛的减肥方式。因为他们感觉，如果胃中没有食物，经过一夜消化，身体就会变瘦。其实，如果胃中没有食物，胃所分泌的胃液就会损害胃黏膜。而对于一些低血糖的患者，本身血糖就比常人要低一些，如果晚上再不吃晚饭，夜间血糖更低，容易出现昏厥的情况。

那么，不吃晚饭还有哪些坏处呢？

第一，难以长期坚持。

现代人每天工作压力都很大，晚上回家还得做家务、做饭、带孩子甚至加班工作。晚上如果任何食物都不吃，一定会感觉饥饿难耐，没有营养素的供给，身体是扛不住的。过不了多久，必定暴饮暴食，好一点儿的是继续正常饮食。结果往往是体重迅速飙升，甚至可能比以前更胖。

第二，体脂率上升。

正常来说，晚餐所提供的能量占全天营养素需要量的30%左右。而现代人习惯晚上全家团聚，菜肴丰盛，大吃大喝，那么，可能这一餐吃进去的能量就占到了全天的50%。

如果突然不吃晚饭，难免各种营养素供给不足，蛋白质供应不足。蛋白质供应量下降了之后，肌肉量必然也跟着减少。如果之后体重再反弹，在同样重量的情况下，体脂率会比减肥前更高。

第三，严重影响心情，降低生活质量。

现代人多半是早餐凑合、午餐质量不高，只有晚上下班以后能愉快地吃顿晚饭。突然，晚上不能吃东西了，必然严重影响心情，没有愉悦感，失去生活乐趣。

所以，晚餐不仅要吃，还要吃得健康。选对食物和健康的烹饪方式，才是健康减肥的正确方法。由于现代人吃饭时间都比较晚，晚餐吃太饱，血糖浓度就上升，再加上晚上人的运动量减少，很容易造成脂肪堆积。

所以，减脂期晚餐建议吃5~6分饱。维持期，吃7分饱即可。

慎用这些调料

当然要注意，很多调味料比主食还容易发胖呢。很多调料的热量很高，只是很多人没注意，不知道罢了。现在就来归纳一下调味料的黑白名单：

调味料黑名单（尽量少吃或不吃的）

1. 老干妈（每 100 克老干妈热量高达 598 千卡）

2. 普通沙拉酱（脂肪含量高达 78.8%）

3. 芥末酱（100 克芥末热量就有 490 千卡）

4. 普通番茄酱（除番茄外，还有水、糖和食品添加剂）

5. 花生酱（每 100 克花生酱的热量高达 600 千卡）

6. 芝麻酱（每 100 克芝麻酱的热量高达 618 千卡）

调味料白名单（可以适量吃的）

1. 黑胡椒粉（每 100 克黑胡椒粉只有 67 千卡的热量）

2. 薄盐酱油（由大豆和小麦制成，含钠量比传统酱油低 30%）

3. 柠檬汁（简直就是万能的调料，每 100 克的热量只有 37 千卡）

4. 食用醋（促进食物的消化吸收，延缓胃排空速度，降低餐后血糖水平）

5. 低热量油醋汁（每 100 克的热量为 50 千卡左右）

6. 低热量黑胡椒酱（每 100 克的热量为 70 千卡左右）

还有一些调料可以适量吃，比如：蚝油、辣椒粉、花椒粉、咖喱粉、姜黄粉等。最关键是看外包装上的"能量"，每 100 克所含的能量数字越小越好。

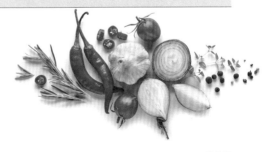

减脂七日饮食计划

食谱　第一天

早餐
优质蛋白·水煮蛋 1 个

糖类（熟重）·蒸玉米半根

控油炒菜·油菜 100 克 + 鲜香菇 50 克

营养强化·复合维生素片

加餐（10 点左右）
低热量零食·脱脂牛奶 250 毫升

午餐
高蛋白·清蒸鲈鱼 120 克

控油炒菜·菠菜 150 克 + 胡萝卜 100 克 + 豆皮 50 克

糖类（熟重）·三色糙米饭 100 克

加餐（3 点左右）
低热量零食·橘子 100 克

晚餐
全营养大杂烩·西蓝花 100 克 + 花菜 100 克 + 胡萝卜 50 克

糖类（熟重）·蒸紫薯 80 克

食谱　第二天

早餐
优质蛋白·水煮蛋 1 个

糖类（熟重）·蒸紫薯 100 克

控油炒菜·菠菜 100 克 + 金针菇 50 克

营养强化·复合维生素片

加餐（10 点左右）
低热量零食·无糖豆浆 250 毫升

午餐
高蛋白·白灼大虾 120 克

控油炒菜·秋葵 150 克 + 娃娃菜 100 克 + 豆干 50 克

糖类（熟重）·藜麦杂粮饭 100 克

加餐（3 点左右）
低热量零食·柚子 100 克

晚餐
全营养大杂烩·油菜 100 克 + 香菇 100 克 + 豆腐 50 克

糖类（熟重）·煮玉米半根

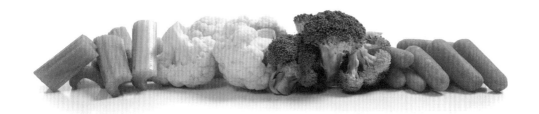

食谱　第三天

早餐
优质蛋白·水煮蛋 1 个

糖类（熟重）·蒸铁棍山药 100 克

控油炒菜·娃娃菜 100 克 + 鸡腿菇

50 克

营养强化·复合维生素片

加餐（10 点左右）
低热量零食·无糖酸奶 250 毫升

午餐
高蛋白·酱牛肉 100 克

控油炒菜·芦笋 150 克 + 苋菜 100

克 + 腐竹 50 克

糖类（熟重）·燕麦杂粮饭 100 克

加餐（3 点左右）
低热量零食·草莓 100 克

晚餐
全营养大杂烩·娃娃菜 100 克 + 金

针菇 100 克 + 海带 50 克

糖类（熟重）·蒸南瓜 80 克

食谱　第四天

早餐
优质蛋白·水煮蛋 1 个

糖类（熟重）·蒸芋头 100 克

控油炒菜·荷兰豆 100 克 + 杏鲍菇

50 克

营养强化·复合维生素片

加餐（10 点左右）
低热量零食·樱桃 100 克

午餐
高蛋白·鸡胸肉 100 克

控油炒菜·青笋 150 克 + 黄瓜 100

克 + 豆腐丝 50 克

糖类（熟重）·姜黄杂粮饭 100 克

加餐（3 点左右）
低热量零食·脱脂牛奶 250 毫升

晚餐
全营养大杂烩·菠菜 100 克 + 胡萝卜

100 克 + 口蘑 50 克

糖类（熟重）·蒸土豆 80 克

食谱 第五天

早餐
优质蛋白·水煮蛋 1 个

糖类（熟重）·蒸红薯 100 克

控油炒菜·芥蓝 100 克 + 口蘑 50 克

营养强化·复合维生素片

加餐（10 点左右）
低热量零食·脱脂牛奶 250 毫升

午餐
高蛋白·猪里脊 100 克

控油炒菜·春笋 150 克 + 红椒 100 克 + 金针菇 50 克

糖类（熟重）·杂粮紫薯饭 100 克

加餐（3 点左右）
低热量零食·苹果 100 克

晚餐
全营养大杂烩·苋菜 100 克 + 海带 100 克 + 豆皮 50 克

糖类（熟重）·蒸芋头 80 克

食谱 第六天

早餐
优质蛋白·水煮蛋 1 个

糖类（熟重）·蒸土豆 100 克

控油炒菜·芹菜 100 克 + 香干 50 克

营养强化·复合维生素片

加餐（10 点左右）
低热量零食·西红柿 100 克

午餐
高蛋白·龙利鱼 120 克

控油炒菜·芥蓝 150 克 + 菜心 100 克 + 腐竹 50 克

糖类（熟重）·杂粮南瓜饭 100 克

加餐（3 点左右）
低热量零食·无糖豆浆 250 毫升

晚餐
全营养大杂烩·茼蒿 100 克 + 莲藕 100 克 + 香菇 50 克

糖类（熟重）·蒸铁棍山药 80 克

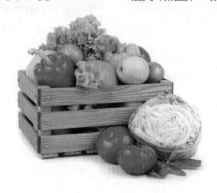

食谱　第七天

早餐
优质蛋白·水煮蛋 1 个

糖类（熟重）·蒸南瓜 100 克

控油炒菜·生菜 100 克 + 红椒 50 克

营养强化·复合维生素片

加餐（10 点左右）
低热量零食·脱脂牛奶 250 毫升

午餐
高蛋白·虾仁 120 克

控油炒菜·油麦菜 150 克 + 绿豆芽

100 克 + 黑木耳 50 克

糖类（熟重）·杂粮玉米饭 100 克

加餐（3 点左右）
低热量零食·猕猴桃 1 个

晚餐
全营养大杂烩·生菜 100 克 + 空心

菜 100 克 + 腐竹 50 克

糖类（熟重）·蒸红薯 80 克

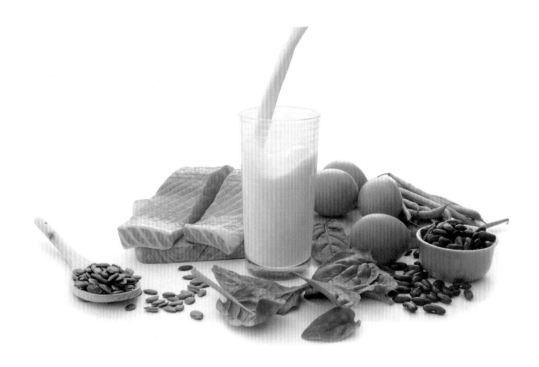

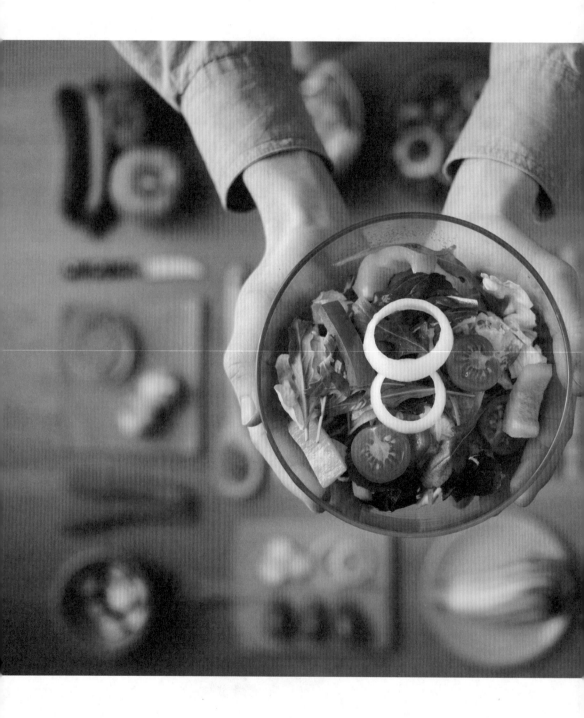

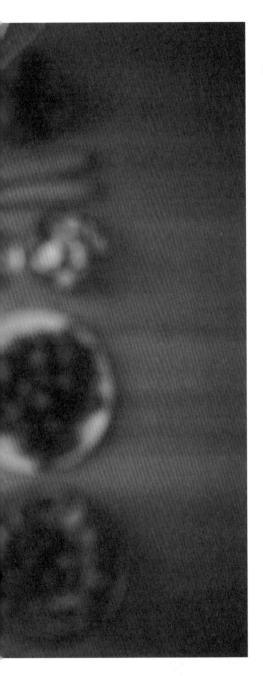

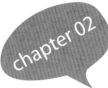
chapter 02

减脂增肌
必不可少的营养素

　　无论是减脂还是增肌，营养都是体重管理的基础。很多人或许都知道减肥一定要控制热量，但均衡营养往往被人们忽略。科学的减重理念是在营养均衡的前提下减少热量摄入，只有这样，人体才会将多余的脂肪代谢消耗掉，达到健康减肥的效果。

合理摄入三大营养素

蛋白质——促进肌肉增长

蛋白质被称为"生命的物质基础"，是合成肌肉的主要原料，没有蛋白质，人就没有肌肉，而且身体里很多激素、调节代谢的酶、对抗病毒的抗体等，都是蛋白质，有了它们，才能保证身体正常运作。

蛋白质能更新修复肌肉，促进肌肉生长，维持或提高基础代谢，肌肉含量越高，基础代谢所消耗的热量就越多，减肥效果越好，这也是让减肥不易反弹的关键。蛋白质可抑制促进脂肪形成的肾上腺素分泌，减少赘肉的产生。高盐饮食会导致身体水肿，缺乏蛋白质也会让身体水肿，而使体重增加，合理补充蛋白质可缓解因蛋白质缺乏而导致的水肿。合理高蛋白饮食可增加食物热效应，加速热量消耗。蛋白质可提供更强的饱腹感，延缓胃排空。在混合膳食当中，合理提高蛋白质摄入，可使餐后血糖更加平稳，进而降低脂肪囤积的概率。

蛋白质的主要来源有肉、蛋、奶和豆类食品。

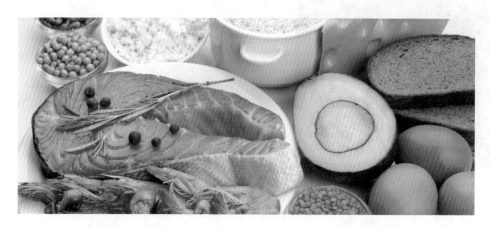

含蛋白质多的食物

畜肉类，如牛、羊、猪、狗等；

禽肉类，如鸡、鸭等；

海鲜类，如鱼、虾、蟹等；

蛋类，如鸡蛋、鸭蛋、鹌鹑蛋等；

奶类，如牛奶、羊奶、马奶等；

豆类，如黄豆、黑豆等；

干果类，如芝麻、瓜子、核桃、杏仁、松子等。

糖类——维持基础代谢

糖类是为人体提供热量的重要营养素，它对于减肥有着不可替代的作用。比如，抗生酮（脂肪燃烧需要糖类的参与，缺少糖类，脂肪燃烧不完全，身体内酮体增多，不利健康）；节约蛋白质（变相地减少肌肉的流失，维持基础代谢）；运动过后补充蛋白质的同时摄入糖类可以刺激胰岛素分泌，而胰岛素是肌肉合成所必需的一种激素。饥饿是减肥大忌，它除了跟胃排空有关外，还与血糖水平降低有关，而糖类的摄入可以维持身体血糖平衡。

减肥期间减少糖类摄入是控制热量的一个重要手段，普通成年人糖类合理摄入比例为 50%~65%，而减肥的人通常应保持在 40%~55%。

糖类的食物来源

粗粮、杂粮，如大米、小米、小麦、燕麦、高粱等；

蔬菜类，如胡萝卜、西葫芦等；

水果与坚果类，如西瓜、香蕉、葡萄、核桃、杏仁、榛子等。

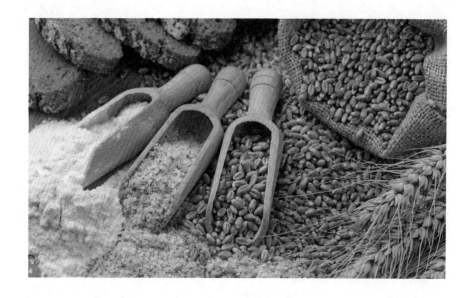

脂肪——促进脂溶性维生素的吸收

脂肪酸分为饱和脂肪酸和不饱和脂肪酸两大类。亚麻油酸、γ－次亚麻油酸、花生四烯酸等均为人体内不能合成的不饱和脂肪酸，只能由食物供给，又称作必需脂肪酸。必需脂肪酸主要存在于植物油中，在动物油脂中含量较少。

脂肪具有为人体储存并供给能量、保持体温恒定及缓冲外界压力、保护内脏等作用，并可促进脂溶性维生素的吸收，是身体活动所需能量的主要来源。

脂肪作为身体主要的储能物质，对于减脂有哪些影响呢？

脂肪当中的磷脂本身参与脂肪的转运和代谢，胆固醇是合成性激素、维生素D的重要原料，长期缺乏这些类脂，人体脂肪代谢会受到阻碍。脂肪作为脂溶性维生素的"载体"，它可促进脂溶性维生素的吸收，而脂溶性维生素对于减肥又有着直接或间接的影响。

因此，无论是减脂还是增肌，都不必对脂肪过于害怕。

富含脂肪的食物有花生、芝麻、坚果、蛋黄、花生油、豆油等。

水——促进身体代谢

会喝水的确能使减肥效果事半功倍，水是最容易被人忽略的、对减肥至关重要的一种营养素。

身体所有的代谢都离不开水的参与；它还可以增强饱腹感，抑制食欲，使食物摄入减少；足量饮水能够使心脏有效地泵血，而且体内的水分有助于血液输送氧和其他细胞必需的养分。

还有，我们运动减肥时，身体因为流汗会流失很多的水分，此时需要及时补水，以使体能可以快速恢复。那最适合减肥的水有哪些呢？

①自制盐水	凉白开加少量的盐，经济划算
②鲜榨蔬菜汁	蔬菜汁中含有大量人体需要的营养成分，还有丰富的膳食纤维，可以促使脂肪分解，最为关键的是，蔬菜汁的热量很低，有利于减肥

不过，运动时不建议喝功能饮料或是碳酸饮料。很多人把减肥看作仪式感很强的事，除了衣服鞋子很专业外，也会学着运动员购买专门的功能饮料作为运动时及运动后的补充，这种想法没有错，但未必适合你。因为大多数的功能饮料并不是为每天慢跑半小时的人设计的。这些饮料里通常会有糖，通过能量换算，很有可能一瓶饮料下肚，半小时就白跑了。还有一些功能饮料里会有让人兴奋的咖啡因，过量咖啡因会引起心悸、恶心、抽搐、精神异常等症状。因此，运动时还是不喝功能饮料或是碳酸饮料为好。

膳食纤维——促进肠胃蠕动

　　膳食纤维主要来自植物的细胞壁，是不易被消化的食物营养素，包含纤维素、半纤维素、树脂、果胶及木质素等。膳食纤维是人们健康饮食不可缺少的，纤维在保持消化系统健康上扮演着重要的角色，摄取足够的纤维也可以预防心血管疾病、癌症、糖尿病及其他疾病。膳食纤维有增加肠胃蠕动、减少有害物质对肠道壁的侵害、促进大便的通畅、减少便秘及其他肠道疾病的发生和增强食欲的作用，同时膳食纤维还能阻碍糖类被快速吸收，以减缓血糖蹿升。

　　膳食纤维的食物来源有：糙米和胚芽精米，以及玉米、小米、大麦等杂粮；根菜类和海藻类中食物纤维较多，如牛蒡、胡萝卜、四季豆、红豆、豌豆、裙带菜等。危害减肥人群健康最严重的疾病是脑血管疾病、恶性肿瘤和心血管疾病。此外，糖尿病在减肥人群中患病率较高，老年性便秘亦是令减肥人群苦恼的常见病。因此，减肥人群不可忽视膳食纤维的摄入。《中国居民膳食营养素参考摄入量》推荐成人每日膳食纤维的摄入量为 25~30 克。

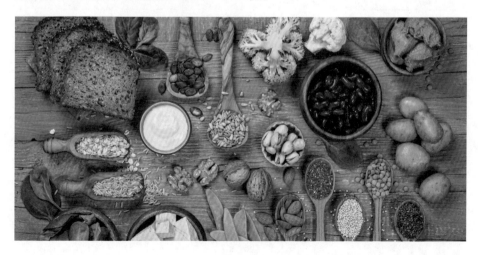

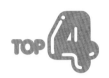

维生素——改善脂类代谢

肥胖人群身体内的矿物质和维生素处于一种相对缺乏状态，而这种相对缺乏的情况导致肥胖人群高血压发病率及糖代谢、脂代谢、激素代谢紊乱的发生率显著高于正常人群，补充多种矿物质与维生素，能明显降低体重、体脂含量、血压和炎症水平，能改善脂代谢和提高机体的代谢水平。

维生素 A

维生素 A 是脂溶性维生素，主要存在于海产鱼类肝脏中。维生素 A 具有维持人的正常视力、维持上皮组织健全的功能，可保持皮肤、骨骼、牙齿、毛发健康生长，还能促进生殖功能的良好发展。而且维生素 A 能帮助燃烧和代谢脂肪，同时也能代谢蛋白质，抗氧化。富含维生素 A 的食物有鱼肝油、牛奶、胡萝卜、杏、西蓝花、木瓜、蜂蜜、香蕉、禽蛋、大白菜、荠菜、西红柿、茄子、南瓜、韭菜、绿豆、芹菜、杜果、菠菜、洋葱等。

B 族维生素

维生素 B$_1$——调节神经活动

维生素 B$_1$ 又称硫胺素或抗神经炎素。减肥人群需要充足的水溶性维生素，尤其是维生素 B$_1$（硫胺素），来维持良好的食欲与正常的肠胃蠕动。维生素 B$_1$ 是人体内物质与能量代谢的关键物质，具有调节神经系统生理活动的作用，可以维持食欲和胃肠的正常蠕动以及促进消化。

富含维生素 B_1 的食物有谷类、豆类、干果类、硬壳果类，其中尤以谷类的表皮部分含量高，所以谷类加工时碾磨精度不宜过细。蛋类及绿叶蔬菜中维生素 B_1 的含量较高。推荐摄入量为每日 1.3 毫克。

维生素 B_2——提高蛋白质利用率

维生素 B_2 又叫核黄素，是水溶性维生素，容易消化和吸收。它不会蓄积在体内，所以时常要以食物或营养补品的方式来补充。维生素 B_2 参与体内生物氧化与能量代谢，在糖类、蛋白质、核酸和脂肪的代谢中起重要的作用，可提高机体对蛋白质的利用率，促进生长发育，维护皮肤和细胞膜的完整性，具有保护皮肤毛囊黏膜、消除口舌炎症、增进视力等功能。

维生素 B_2 的食物来源有奶类、蛋类、鱼类、肉类、谷类、新鲜蔬菜与水果等。只要不偏食、不挑食，减肥人群一般不会缺乏维生素 B_2。建议男性减肥人群每天摄取 1.4 毫克，女性减肥人群每天摄取 1.2 毫克。

维生素 B_6——稳定神经系统

维生素 B_6 是制造抗体和红细胞的必要物质。维生素 B_6 不仅有助于体内蛋白质、脂肪和糖类的代谢，还能帮助转换氨基酸，形成新的红细胞、抗体和神经递质，有调节体液、稳定神经系统、维持骨骼肌肉的正常功能及利尿的作用。

维生素 B_6 的食物来源很广泛，动植物中均含有，如绿叶蔬菜、黄豆、糙米、蛋、燕麦、花生、核桃等。如果减肥人群服用过量维生素 B_6 或服用时间过长，会对它产生依赖性，因此建议每日摄取 2 毫克。

维生素 B₁₂——预防贫血

///////////////////

维生素 B_{12} 是人体造血原料之一，它是唯一含有金属元素钴的维生素。它有预防贫血和维护神经系统健康的作用，能消除烦躁不安的情绪，让人集中注意力，并可提高记忆力。维生素 B_{12} 还是人体一种重要的营养素，参与体内多种代谢，还可有效预防阿尔茨海默病、抑郁症等疾病，对保持身体健康起着重要作用。

维生素 B_{12} 主要来源于动物性食品，包括动物内脏、鱼类、禽类、贝壳类软体动物、蛋类、乳及乳制品，各类发酵食物中也含有少量维生素 B_{12}。减肥人群每日摄入维生素 B_{12} 的推荐量为 2.4 微克。

维生素 C

维生素 C 是一种水溶性维生素，普遍存在于蔬菜水果中，但容易因外在环境改变而遭到破坏，很容易流失。维生素 C 由于其美肤作用而被大家熟知，它关系到毛细血管的形成、肌肉和骨骼的形成。维生素 C 在人体代谢中具有多种功能，能促进机体蛋白质的合成，特别是结缔组织中胶原蛋白质和其他黏合物质的合成。维生素 C 可以促进伤口愈合、增强机体抗病能力，对维护牙齿、骨骼、血管、肌肉的正常功能有重要作用。同时，维生素 C 还可以促进铁的吸收，可以改善贫血、提高免疫力、对抗应激等。

维生素 C 主要来源于新鲜蔬菜和水果，水果中以柑橘、草莓、猕猴桃、枣等含量居高；蔬菜中以西红柿、豆芽、白菜、青椒等含量高。其他蔬菜也含有较丰富的维生素 C，蔬菜叶部比茎部含量高，新叶比老叶含量高，有光合作用的叶部含量最高。减肥人群必须从膳食中获得维生素 C。建议减肥人群每日摄入 100 毫克维生素 C。

维生素 D

维生素 D 又称胆钙化醇、固化醇，属脂溶性维生素，是减肥人群不可缺少的一种重要维生素。它被称作阳光维生素，皮肤只要适度接受太阳光照射便不会缺乏维生素 D。维生素 D 是钙磷代谢的重要调节因子之一，可以提高机体对钙、磷的吸收，促进生长和骨骼钙化，健全牙齿，并可防止氨基酸损失。

维生素 D 的来源并不是很多，鱼肝油、沙丁鱼、小鱼干、动物肝脏、蛋类，以及添加了维生素 D 的奶制品等都含有较为丰富的维生素 D。其中，鱼肝油是最丰富的来源。另外，通过晒太阳也能获得人体所需的维生素 D。建议摄入量为每日 10 微克，人体可耐受的最高摄入量为每日 20 微克。

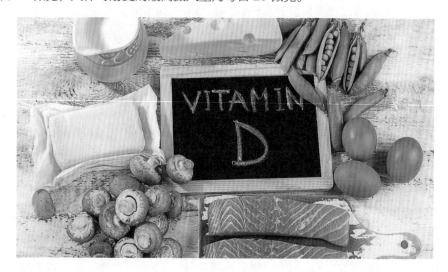

维生素 E

维生素 E 又名生育酚或产妊酚，属于酚类化合物。其在体内可保护其他可被氧化的物质，接触空气或紫外线照射则缓缓氧化变质。维生素 E 是一种很重要的血管扩张剂和抗凝血剂，在食用油、水果、蔬菜及粮食中均存在。维生素 E 是一种很强的抗氧化剂，可以改善血液循环、修复组织，对延缓衰老、预防癌症及心脑血管疾病非常有益。另外，它还有保护视力、提高人体免疫力等功效。

富含维生素 E 的食物有核桃、糙米、芝麻、蛋、牛奶、花生、黄豆、玉米、鸡肉、南瓜、西蓝花、杏、蜂蜜，以及坚果类食物、植物油等。建议减肥人群每日摄入 30 毫克维生素 E。

维生素 K

维生素 K 是脂溶性维生素，是促进血液正常凝固及骨骼生长的重要维生素，有"止血功臣"的美誉。它经肠道吸收，在肝脏中参与凝血酶原的生成，有助于凝血。维生素 K 可以防止内出血和痔疮。维生素 K 在细胞中有助于葡萄糖磷酸化，增进糖类吸收利用，并有助于骨骼中钙质的新陈代谢，还可以预防骨质疏松。

鱼肝油、蛋黄、奶酪、海藻、藕、菠菜、甘蓝、莴苣、西蓝花、豌豆、大豆油等均是维生素 K 很好的膳食来源。建议减肥人群每日摄入 70~140 微克维生素 K。

维生素 P

维生素 P 是由柑橘属生物类黄酮、芸香素和橙皮素构成的，是水溶性维生素。复合维生素 C 中都含有维生素 P，维生素 P 能防止维生素 C 被氧化而受到破坏，增强维生素的效果。人体自身无法合成维生素 P，因此必须从食物中摄取。维生素 P 是人体消化吸收维生素 C 时不可缺少的物质。它能减少血管脆性，降低血管通透性，增强维生素 C 的活性，预防脑溢血、视网膜出血、紫癜等疾病。此外，它还能增强毛细血管壁的弹性，防止瘀伤。维生素 P 有助于牙龈出血的预防和治疗，有助于因内耳疾病引起的水肿或头晕的治疗等。

柑橘、杏、枣、樱桃、茄子、荞麦等富含维生素 P，在所有粮食作物、蔬菜、水果中，苦荞中维生素 P 含量最为丰富。建议减肥人群每日摄入 12 毫克维生素 P。

矿物质——强化骨骼和肌肉的力量

矿物质，又称无机盐，是人体内无机物的总称，属于人体必备的营养素之一。矿物质对于强化骨骼力量与结构、维持血液与组织相对的酸碱度、维持有效的肌肉运动与协调能力及调节细胞的新陈代谢都具有很重要的作用。它们在人体中的总量不及体重的 4%，不提供能量，且无法自身产生、合成，但在人体组织的生理作用中发挥重要功能。若是缺少矿物质，对减肥有很大的影响。

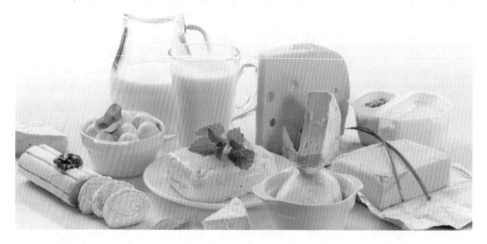

钙

钙是人体中含量最高的矿物质，是骨骼和牙齿的主要组成物质。胎儿骨组织的生长和发育及母体的生理代谢均需大量的钙。钙除了可以强化牙齿及骨骼外，还可维持肌肉神经的正常兴奋、调节细胞和毛细血管的通透性、强化神经系统的传导功能等。

一般情况下，运动锻炼都会导致钙缺乏。力量运动会导致骨密度增加，进而身体需要更多的钙；大量的力量运动和减肥的有氧运动会使得身体大量出汗，进而导致钙通过汗液流失。钙控制着肌肉的收缩和舒张，当体内的钙缺乏时就会引起手足抽搐、腰疼，特别是做力量训练和有氧减肥的人。因此，保证膳食中含有充分的钙质，有助于抑制脂肪的吸收与合成，让减肥之路更加顺畅。

钙的来源

乳类与乳制品	牛、羊奶及其奶粉，乳酪、酸奶
豆类与豆制品	黄豆、毛豆、扁豆、蚕豆、豆腐、豆腐干、豆腐皮等
水产品	鲫鱼、鲤鱼、鲢鱼、泥鳅、虾、虾米、虾皮、螃蟹、海带、紫菜、蛤蜊、海参、田螺等
肉类与禽蛋	羊肉、猪肉、鸡肉、鸡蛋、鸭蛋、鹌鹑蛋、猪肉松等
蔬菜类	芹菜、油菜、胡萝卜、萝卜缨、芝麻、香菜、雪里蕻、黑木耳、蘑菇等
水果与干果类	柠檬、枇杷、苹果、黑枣、杏仁、山楂、葡萄干、胡桃、西瓜、南瓜子、花生等

其中，乳类与乳制品的钙吸收率比较高，是最佳的膳食钙来源。每 100 毫升牛奶中就含有近 100 毫克钙，并且消化吸收率很高。每天保证 250~500 毫升的牛奶摄入，约能提供人体每日需要量的 60%。因此，减脂期加餐的牛奶非常必要。正常成人推荐每日摄入 800 毫克的钙，最多不超过 2000 毫克。

对骨骼来说，适量的抗阻及自重力量训练（如俯卧撑、自重深蹲等）都有利于增加上肢及下肢的肌肉力量，保持骨骼的强度，降低骨质疏松及骨折的风险。

另外，补钙还需要注意以下三点：

①补钙必须补充维生素 D 和镁，钙镁比例为 2∶1 时，最利于钙的吸收和利用。
②建议晚上睡前 2 小时或者饭后 1 小时补钙，晚上更有助于钙的沉积。
③服用钙剂时选择高品质的钙，比如强化了维生素 D、镁或者氨糖的优质钙片。

铁

铁元素是人体必不可少的元素之一，其在人体内含量很少，主要和血液有关系，负责氧的运输和储存。减肥人群缺铁会影响细胞免疫和机体系统功能，降低机体的抵抗力，使感染率增高。人体缺铁会发生小细胞性贫血和新陈代谢紊乱；如果铁质不足可导致缺铁性贫血，使人脸色萎黄，皮肤失去光泽。

含铁丰富的食物有动物肝脏、肾脏、瘦肉、蛋黄、鸡、鱼、虾、豆类、菠菜、芹菜、油菜、苋菜、荠菜、黄花菜、西红柿等。水果中以杏、桃、葡萄干、大枣、樱桃等含铁较多。另外，核桃、海带、红糖也含有铁。

减肥人群每日应至少摄入 15 毫克的铁。

锌

锌是人体必需的重要微量元素，被科学家称为"生命之素"，对人体的许多正常生理功能的完成起着极为重要的作用。锌是一些酶的组成要素，参与人体多种酶活动，参与核酸和蛋白质的合成，能提高人体的免疫功能。同时，它对生殖腺功能也有着重要影响。锌还参与糖类和维生素 A 的代谢过程。锌能维持胰腺、性腺、脑下垂体、消化系统和皮肤正常功能。此外，锌还能够提高减肥人群清除自由基的能力，推迟细胞衰老，延长细胞寿命。

一般蔬菜、水果、粮食均含有锌，其中含锌较多的有牡蛎、瘦肉、西蓝花、蛋、粗粮、核桃、花生、板栗、干贝、榛子、松子、腰果、杏仁、黄豆、银耳、小米、萝卜、海带、白菜等。

建议减肥人群每日摄入 15 毫克的锌。

钾

钾是人体内不可缺少的元素，是机体重要的电解质，其主要功能是调节与维持细胞内液的容量及渗透压，维持心肌正常运动。人体钾缺乏可引起心跳不规律和心跳加速、心电图异常、肌肉衰弱和烦躁，最后导致心跳停止。一般而言，身体健康的减肥人群，会自动将多余的钾排出体外，但肾病患者则要特别留意，避免摄取过量的钾。钾可以调节细胞内适宜的渗透压和体液的酸碱平衡，参与细胞内糖和蛋白质的代谢。钾有助于维持神经健康、心跳规律正常，可以预防脑卒中，并协助肌肉正常收缩。在摄入高钠而导致高血压时，钾具有降血压作用。

含钾丰富的食物有猕猴桃、香蕉、草莓、柑橘、葡萄、柚子、西瓜、菠菜、山药、毛豆、苋菜、黄豆、绿豆、蚕豆、海带、紫菜、黄鱼、鸡肉、牛奶、玉米面等。各种果汁，特别是橙汁，也含有丰富的钾，而且能补充水分和能量。

建议减肥人群每日摄入 2000 毫克的钾。

镁

镁和钙一样，是人体中非常重要的营养素，是骨骼和牙齿的重要组成部分。

镁可以参与蛋白质的合成，促进心脏的健康；镁可以放松肌肉并解除肌肉紧张，使身体不易出现虚弱疲劳、肌肉疲劳、心肌运动不规律等现象；镁可以帮助协调人体钙、钾、钠等矿物质的吸收和代谢；镁可以维持人体细胞的健康。

如果体内的镁元素不足，会导致人在运动减肥时，体内乳酸堆积，引发肌肉紧张、酸痛。

富含镁的食物有大豆、坚果、菠菜、麦片等。

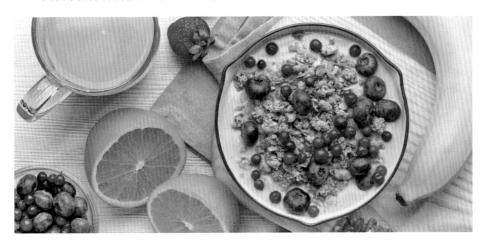

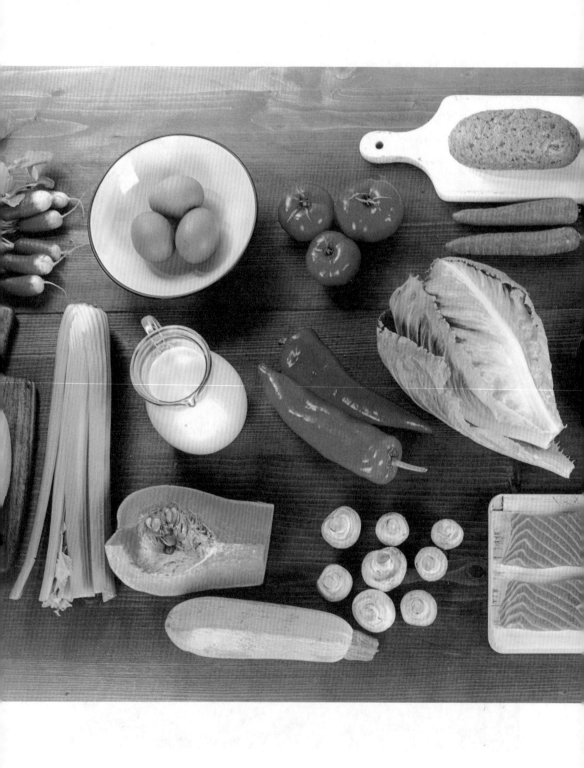

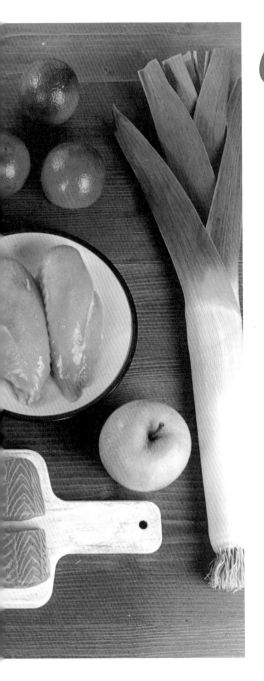

chapter 03

选好食材，
减脂增肌两不误

　　健康的饮食习惯是需要严格控制，但也不必过于严苛，把饮食中的主要营养成分控制得更为平衡就可以。因此，选择合适的食材对减脂增肌都是很有好处的。

减脂增肌标配

瘦牛肉

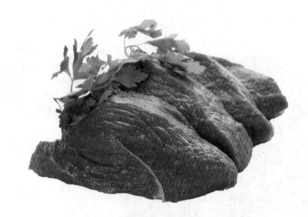

升糖指数 – **中**
适合午餐、晚餐食用
每日适宜用量
50~100 克

每 100 克所含基础营养素

总热量：106 千卡	
糖类：1.20 克	
蛋白质：20.20 克	
脂肪：2.30 克	
膳食纤维：——	

食用注意

牛肉的纤维组织较粗，结缔组织又较多，应横切，将长纤维切断，不能顺着纤维组织切，否则不仅没法入味，还嚼不烂。

减脂增肌原理

瘦牛肉是增肌标配，因为它几乎涵盖了增肌所需的所有营养：铁、锌、B 族维生素和大量的蛋白质。牛肉中含有的蛋白质能帮助肌肉生长。

牛肉中肌氨酸含量比其他食品都高，使它对增长肌肉、增强力量特别有效。进行训练的前几秒钟里，肌氨酸是肌肉燃料之源，可以有效补充三磷酸腺苷，使训练能坚持得更久。

低热量搭配

牛肉 + 白萝卜

二者搭配，可为人体提供丰富的蛋白质、维生素 C 等营养成分，有利五脏、益气血的功效。

牛肉 + 洋葱

洋葱中含有的蒜素与牛肉中丰富的维生素 B_1 结合，可消除疲劳，帮助注意力集中。

鸡肉

优质的蛋白质来源

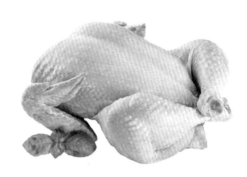

升糖指数 - **低**
适合午餐、晚餐食用
每日适宜用量
80克

每100克所含基础营养素

总热量：167 千卡	
糖类：1.30 克	
蛋白质：19.30 克	
脂肪：9.40 克	
膳食纤维：——	

食用注意

　　鸡肉是蛋白质的优质来源，但鸡皮的脂肪含量很高，食用鸡肉时不要忘记去皮。

减脂增肌原理

　　鸡肉中蛋白质的含量较高，氨基酸种类多，而且消化率高，很容易被人体吸收，有增强体力、强壮身体的作用。鸡翅中含有丰富的骨胶原蛋白，具有强化血管、肌肉、肌腱的作用。对于一般性的减肥来说，如果在减肥过程中蛋白质的摄取量减少，会有皮肤老化等现象发生。而鸡胸肉里蛋白质丰富，能帮助提高运动效果，提高基础代谢。

低热量搭配

鸡肉 + 甜椒

二者搭配，可防止动脉硬化，消除疲劳、减轻压力，维持毛发、皮肤与指甲的健康。

鸡肉 + 竹笋

竹笋清热消痰、健脾胃，与鸡肉搭配，可暖胃、益气、补精、填髓，适合体态较胖的人食用。

营养全面

鸡蛋

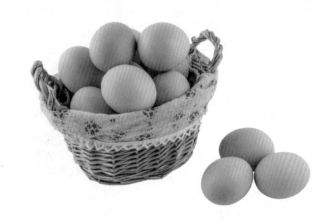

升糖指数 - **低**
适合早餐、午餐食用
每日适宜用量
50克

每100克所含基础营养素

总热量：144 千卡	
糖类：2.80 克	
蛋白质：13.30 克	
脂肪：8.80 克	
膳食纤维：——	

食用注意

最好不要吃生鸡蛋。生鸡蛋中有抗生物素蛋白，能妨碍生物素的吸收；又有抗胰蛋白酶因子，可抑制胰蛋白酶活力，故必须熟食。

减脂增肌原理

鸡蛋的蛋白质含量丰富，而且是最接近人体需要的优质蛋白，在体内的代谢时间较长，可长时间保持饱腹感，有利于控制饮食量。鸡蛋内所含的蛋白质，水解后的物质有利于调整人体组织液的浓度平衡，促进水分的代谢，有利于消除水肿。

低热量搭配

鸡蛋 + 西红柿

西红柿富含维生素 C，鸡蛋富含蛋白质，二者同食，营养丰富。常吃具有滋补、美容功效。

鸡蛋 + 菠菜

菠菜中的钙含量高于磷含量，搭配磷含量高于钙含量的鸡蛋，有助于人体达到钙与磷的摄取平衡。

牛奶

促进脂肪代谢

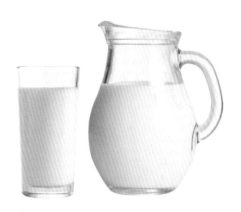

减脂增肌原理

牛奶中的糖类主要为乳糖。乳糖有调节胃酸，促进胃肠蠕动和消化腺分泌作用，并可促进乳酸杆菌的繁殖，抑制致病菌及腐败菌的生长，有利于肠道内正常菌群的活动与繁殖，从而促进脂肪代谢，预防肥胖。

升糖指数 - **低**
适合早餐、晚餐食用
每日适宜用量
250 毫升

每 100 克所含基础营养素

总热量：54 千卡
糖类：3.40 克
蛋白质：3.00 克
脂肪：3.20 克
膳食纤维：——

食用注意

在饮用牛奶之前，最好吃点馒头、饼干、面包之类的食物，使奶中营养充分发挥作用，利于消化吸收。

低热量搭配

牛奶 + 木瓜

木瓜能促进消化、美容养颜，牛奶可养胃，二者搭配可促进肠胃健康、美容养颜、延缓衰老。

牛奶 + 全麦面包

具有润肠通便、降血压、降血脂、消除水肿、健脾胃、利水渗湿、调节血糖、解毒抗癌、预防结石、健美减肥的作用。

酸奶

降低脂肪吸收率

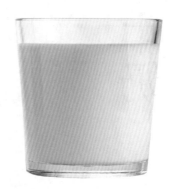

升糖指数 - **低**
适合早餐、加餐食用
每日适宜用量
150 克

每 100 克所含基础营养素

总热量：72 千卡
糖类：9.30 克
蛋白质：2.50 克
脂肪：2.70 克
膳食纤维：——

食用注意

　　酸奶不但具有新鲜牛奶的全部主要营养素，而且酸奶能使蛋白质结成细微的乳块，乳酸和钙结合生成的乳酸钙更容易被人体消化吸收。

减脂增肌原理

　　酸奶具有降脂功效，酸奶含有的生物因子有降血脂、降胆固醇、阻碍人体吸收脂肪的功能。酸奶在发酵的过程中，乳酸菌会产生大量人体必需的 B 族维生素，调节内分泌平衡，还能有效抑制肠内腐败菌的繁殖，抑制有害物质的产生，促进肠蠕动，具有减肥功能。

低热量搭配

酸奶 + 猕猴桃

酸奶富含益生菌，与营养丰富的猕猴桃同食，可促进肠道健康，帮助肠内益生菌生长，防治便秘。

酸奶 + 苹果

将苹果榨成汁与酸奶调匀后饮用，可改善动脉硬化的症状。

增强免疫力

虾仁

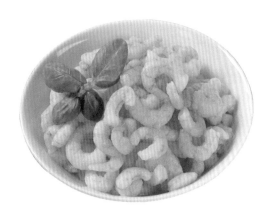

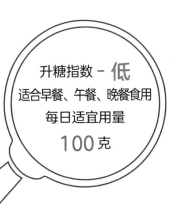

升糖指数 - **低**
适合早餐、午餐、晚餐食用
每日适宜用量
100克

每100克所含基础营养素

总热量：87 千卡	
蛋白质：16.40 克	
脂肪：2.40 克	
糖类：——	
膳食纤维：——	

食用注意

患过敏性鼻炎、支气管炎、反复发作性过敏性皮炎的人不宜吃虾。

减脂增肌原理

虾仁富含蛋白质，其蛋白质含量是鱼、蛋、奶的几倍到几十倍，能够增强免疫力，抗疲劳。

虾仁中含有丰富的镁，镁对心脏活动具有重要的调节作用，能很好地保护心血管系统。它可减少血液中胆固醇含量，防止动脉硬化，同时还能扩张冠状动脉，有利于预防高血压及心肌梗死。

低热量搭配

虾仁 + 芹菜

芹菜属于高纤维蔬菜，有很好的饱腹感，二者搭配，可起到减肥健身的作用。

虾仁 + 韭菜

韭菜与虾仁搭配食用，有减脂增肌的作用。

三文鱼

有助于清除有害脂肪

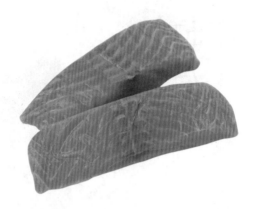

升糖指数 – **低**
适合午餐、晚餐食用
每日适宜用量
100 克

每100克所含基础营养素

总热量：139 千卡	
蛋白质：17.20 克	
脂肪：7.80 克	
糖类：——	
膳食纤维：——	

食用注意

如果不习惯生吃三文鱼，煎炒、熬汤或清蒸同样美味鲜嫩。三文鱼最宜煎煮至九成熟，外面熟透，而内部仍保持橙红色时，口感是最好的。

减脂增肌原理

三文鱼是高蛋白、低热量的健康食品。此外，它还含有多种维生素及钙、铁、锌、镁、磷等矿物质，还有丰富的不饱和脂肪酸。在所有鱼类中，三文鱼所含的 $\Omega-3$ 不饱和脂肪酸最多，有助于清除血液中的三酰甘油等有害脂肪。三文鱼能够提供优质蛋白质，其含有的基本氨基酸极易被人体吸收。

低热量搭配

三文鱼 + 豆腐

经常食用可补中益气、清热润燥、生津止渴。

三文鱼 + 蘑菇

蘑菇味鲜，维生素 D 含量高，有利于维持骨质的健康，与三文鱼搭配同食有提高免疫力的效果。

补虚强身

鲈鱼

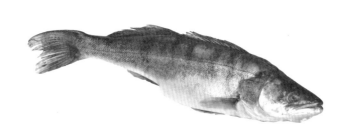

升糖指数 – **低**
适合午餐、晚餐食用
每日适宜用量
100~200 克

每 100 克所含基础营养素

总热量：105 千卡	
蛋白质：18.60 克	
脂肪：3.40 克	
糖类：——	
膳食纤维：——	

食用注意

将鲈鱼去鳞剖腹洗净后放入盆中，倒一些黄酒，就能除去鱼的腥味，并能使鱼滋味鲜美。鲜鱼剖开洗净，在牛奶中泡一会儿可除腥增鲜。

减脂增肌原理

鲈鱼营养丰富，含有丰富的蛋白质、维生素及多种矿物质元素，能补虚强身，对肝肾不足的人很有益处。此外，鲈鱼血液中含有较多的铜元素，而铜能维持神经系统的正常功能，并保证参与数种物质代谢的关键酶的功能发挥，铜元素缺乏的人可食用鲈鱼来补充。

低热量搭配

鲈鱼 + 豆腐

经常食用可以补中益气、清洁肠胃、清热解毒，还能抑制胆固醇的摄入，增加蛋白质的吸收。

鲈鱼 + 胡萝卜

促进食物消化，促进胃肠液分泌，能够保护肠胃，延缓衰老。

燕麦

促进新陈代谢

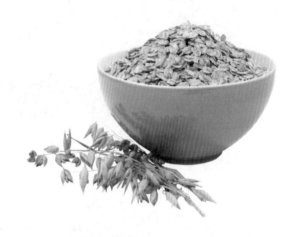

升糖指数 - **中**
适合早餐、晚餐食用
每日适宜用量
50~100克

每100克所含基础营养素

总热量：367 千卡	
糖类：66.90 克	
蛋白质：15.00 克	
脂肪：6.70 克	
膳食纤维：5.30 克	

食用注意

不要因为吃燕麦粥或燕麦饭而不吃荤素菜肴，否则会造成营养素的缺乏。燕麦营养再好，也不可代替鱼、肉、蛋、豆制品和各种蔬菜。

减脂增肌原理

燕麦有足够的膳食纤维，易产生饱腹感，有利于生理功能的调节和新陈代谢，消化时消耗更多能量，降低胆固醇，促进肠胃蠕动，有助于减轻体重。蛋白质是燕麦最主要的成分之一，蛋白质经酶解可得到小分子的肽和氨基酸，这一类分子中都含有亲水基团，可以吸收水分或锁住皮肤角质层水分，具有非常好的保湿功效，还可以滋润肌肤。

低热量搭配

燕麦 + 牛奶

可促进人体对蛋白质、膳食纤维、维生素及多种矿物质的吸收，还能预防和缓解便秘。

燕麦 + 南瓜

具有益肝和胃、润肠通便等多种功效，对胃热肠燥引致的便秘有缓解作用。

排毒减脂

糙米

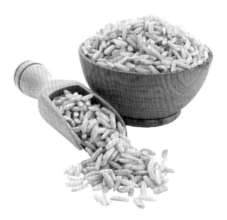

升糖指数 - **高**
适合早餐、晚餐食用
每日适宜用量
50~100 克

每 100 克所含基础营养素

总热量：348 千卡	
糖类：75.00 克	
蛋白质：7.70 克	
脂肪：2.70 克	
膳食纤维：3.40 克	

食用注意

　　糙米吃多了不容易消化，不建议天天吃糙米。

减脂增肌原理

　　糙米可以调节不饱和脂肪，加速肠蠕动，利于排便排毒，可预防便秘和肠癌。糙米的升糖指数低，很容易让人有饱腹感，有利于控制食量。

低热量搭配

糙米 + 南瓜

南瓜可润肠通便、预防便秘。二者搭配食用可加快排出废物，减少有害物质对人体的刺激。

糙米 + 西蓝花

西蓝花中的维生素 C 与糙米中的维生素 E 结合，可护肤、防衰老、抗癌。

减脂瘦身

红豆

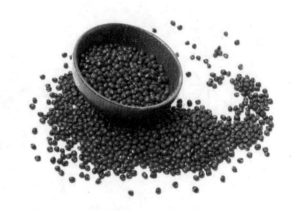

升糖指数 - **低**
适合早餐、晚餐食用
每日适宜用量
30克

每100克所含基础营养素

总热量：309 千卡	
糖类：63.40 克	
蛋白质：20.20 克	
脂肪：0.60 克	
膳食纤维：7.70 克	

食用注意

红豆蛋白质中赖氨酸含量较高，宜与谷类食品混合成豆饭或豆粥食用，也可做成豆沙或作为糕点原料。

减脂增肌原理

红豆有较多的膳食纤维，具有良好的润肠通便、降血压、降血脂、调节血糖、解毒抗癌、预防结石、健美减肥的作用。

低热量搭配

红豆 + 鲤鱼

两者均能利水消肿，在用于治疗肾炎水肿的时候效果很好。

红豆 + 冬瓜

红豆和冬瓜一起食用有保养皮肤的功效，还有一定止咳、减肥的功效。

降脂减肥

豆腐

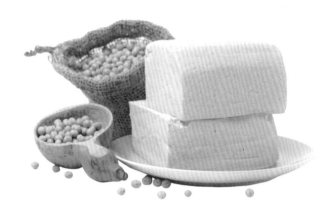

升糖指数 – **低**
适合午餐、晚餐食用
每日适宜用量
150 克

每 100 克所含基础营养素

总热量：81 千卡
糖类：4.20 克
蛋白质：8.10 克
脂肪：3.70 克
膳食纤维：0.40 克

食用注意

烹饪豆腐前，先将锅中的水煮开，放一小勺盐，把豆腐切块焯一下，才能保持完整。

减脂增肌原理

豆腐是高营养、高蛋白、高矿物质、低脂肪的减肥食品。其热量超低，食用后还可增加饱腹感，减少其他食物的摄入，并且可以完全消化。豆腐中含有丰富的微量元素，可促进激素分泌和新陈代谢，进而达到减重、降低胆固醇等功效。

豆腐有助于排出多余水分，提高消化功能，特别是针对腹部的脂肪尤其有效。

低热量搭配

豆腐 + 金针菇

可以起到降血压、降血脂的功效，对身体健康很有利。

豆腐 + 蘑菇

可促进血液循环。

清肠排毒

西红柿

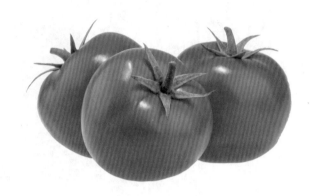

升糖指数 - **低**
适合早餐、午餐、晚餐食用
每日适宜用量
80~100克

每100克所含基础营养素

总热量：19 千卡	
糖类：4.00 克	
蛋白质：0.90 克	
脂肪：0.20 克	
膳食纤维：0.50 克	

食用注意

　　不能吃未成熟的西红柿。未成熟的西红柿里含有大量的毒性物质"番茄碱"，吃多了会中毒，出现恶心、呕吐、流涎及全身疲乏等症状，严重的还会有生命危险。

减脂增肌原理

　　西红柿中含有丰富的膳食纤维，在这些纤维被运送到大肠的过程中，纤维会吸收胆固醇、胆汁酸、脂肪等物质，并将之随大便排出，从而起到清肠排毒、减肥美容的作用。

低热量搭配

西红柿 + 苹果

将富含维生素C的西红柿与苹果榨汁饮用，可调理肠胃，增强体力，还可预防贫血。

西红柿 + 芹菜

芹菜和西红柿都有明显的降压作用，芹菜还含有丰富的膳食纤维，与西红柿搭配食用可健胃消食、降低血压。

芹菜

低热量高纤维

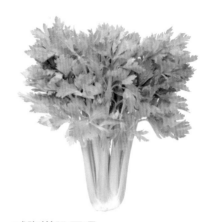

升糖指数 - 低
适合午餐、晚餐食用
每日适宜用量
200 克

每 100 克所含基础营养素

总热量：20 千卡	
糖类：1.80 克	
蛋白质：1.40 克	
脂肪：0.20 克	
膳食纤维：0.90 克	

食用注意

芹菜性凉质滑，所以脾胃虚寒、大便溏泄者不要过多食用芹菜。

减脂增肌原理

芹菜能够消肿解毒，降低血压。它的膳食纤维和水分都非常丰富，能够有效地解决便秘问题，预防毒素堆积。同时，芹菜被认为是负卡路里菜，这是因为吃芹菜所消耗的热量远大于摄入的热量，所以想要减肥的人不妨多吃一些芹菜。

低热量搭配

芹菜 + 百合

芹菜性凉味甘，富含膳食纤维，可清胃、涤热、祛风。百合味甘性平，可润肺止咳、清心安神。

芹菜 + 坚果

芹菜宜与坚果搭配食用，坚果可以补充芹菜欠缺的脂肪，同时芹菜所含的膳食纤维又有抑制摄入过量油脂的作用，可避免加重肠胃负担。

促进消化

包菜

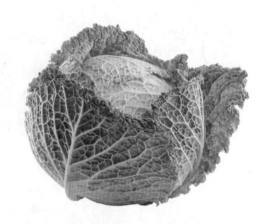

减脂增肌原理

　　包菜富含维生素 C 和维生素 E，能够改善皮肤缺水情况，使皮肤更加水润、有光泽，而且可以防止皮肤色素沉着。包菜含有丰富的膳食纤维，并且水分很高、热量很低，可以促进消化，是很好的减肥食材。

升糖指数 - **低**
适合午餐、晚餐食用
每日适宜用量
100~200 克

每 100 克所含基础营养素

总热量：22 千卡	
糖类：4.60 克	
蛋白质：1.50 克	
脂肪：0.20 克	
膳食纤维：1.00 克	

食用注意

　　皮肤瘙痒、眼部充血患者忌食。

　　包菜中粗纤维含量多，且质硬，故脾胃虚寒、泄泻及小儿脾弱者不宜多食。

低热量搭配

包菜 + 青椒

不但口感较好，还含有丰富的维生素 C，有开胃消食的功效。

包菜 + 猪肉

二者同食，在营养和口感方面互补，有强身健体的功效。

降低胆固醇

黄瓜

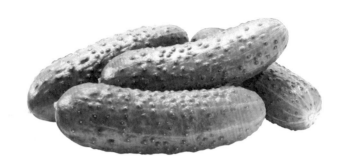

升糖指数 – **低**
适合早餐、午餐、晚餐食用
每日适宜用量
100~200克

每100克所含基础营养素

总热量：15 千卡	
糖类：2.90 克	
蛋白质：0.80 克	
脂肪：0.20 克	
膳食纤维：0.50 克	

食用注意

脾胃虚弱、腹痛腹泻、肺寒咳嗽者都应少吃，因黄瓜性凉，胃寒患者食之易致腹痛泄泻。

减脂增肌原理

黄瓜中所含的葡萄糖苷、果糖等不参与通常的糖代谢，故糖尿病患者可以黄瓜代淀粉类食物充饥，血糖非但不会升高，甚至会降低。

黄瓜含有丙醇二酸，可抑制糖类物质转变为脂肪。此外，黄瓜中的纤维素对促进人体肠道内腐败物质的排出和降低胆固醇有一定作用，能强身健体。

低热量搭配

黄瓜 + 木耳

生黄瓜有减肥功效，木耳有强身、补血的作用，二者同食可以平衡营养。

黄瓜 + 豆腐

黄瓜适合搭配豆腐一起食用，营养互补，可起到清热利尿、解毒、消炎、养肺行津、润燥平胃等作用。

魔芋

降低餐后血糖

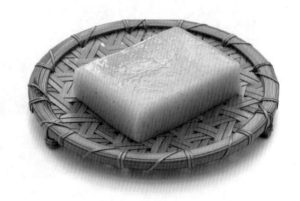

升糖指数 - **低**

适合早餐、午餐、晚餐食用

每日适宜用量

80克

每100克所含基础营养素

总热量: 37 千卡	
糖类: 78.00 克	
蛋白质: 4.60 克	
脂肪: 0.10 克	
膳食纤维: 74.40 克	

食用注意

生魔芋有毒,必须煎煮3小时以上才可食用,且每次食用量不宜过多。

减脂增肌原理

魔芋是低热量食品,其主要成分葡甘露聚糖吸水膨胀,可增大至原体积的30 ~ 100 倍,因而食后有饱腹感,是理想的减肥食品。魔芋能延缓葡萄糖的吸收,有效地降低餐后血糖,从而减轻胰脏的负担,使糖尿病患者的糖代谢处于良性循环状态,不会像某些降糖药物那样使血糖骤然下降而出现低血糖现象。

低热量搭配

魔芋 + 苹果

魔芋是低热量高膳食纤维的食物,与苹果同食可以促进肠蠕动,是减肥者的上选食物。

魔芋 + 口蘑

二者都具有降低胆固醇、通便的功效,搭配食用效果更佳,适合高脂血症患者及肥胖者食用。

胡萝卜

低热量减肥食物

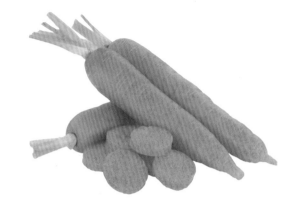

升糖指数 - 低
适合午餐、晚餐食用
每日适宜用量
100~200 克

每100克所含基础营养素

总热量：25 千卡
糖类：8.10 克
蛋白质：1.00 克
脂肪：0.20 克
膳食纤维：3.20 克

食用注意

胡萝卜素属于脂溶性物质，只有溶解在油脂中的胡萝卜素才能在人体肝脏中转变成维生素 A，为人体所吸收。如生食胡萝卜，就会有90% 的胡萝卜素被排泄掉，起不到补充营养作用，所以胡萝卜不宜生吃。

减脂增肌原理

胡萝卜的热量非常低，而且维生素 A、维生素 C 及胡萝卜素的含量都非常高，这些物质可以加速人体新陈代谢，促进血液流通。

低热量搭配

胡萝卜 + 猪肝

二者同食，有补血、明目、养肝之功效，对维生素 A 缺乏所致的夜盲症有一定功效。

胡萝卜 + 豌豆

二者搭配时，再加点儿肉末，可有效改善肝功能，促进胆汁分泌，消除身心疲劳。

土豆

低热量低脂肪代餐

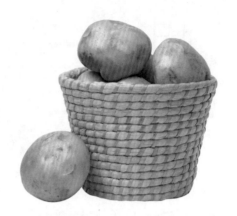

升糖指数 - **低**
适合午餐、晚餐食用
每日适宜用量
70克

每100克所含基础营养素

总热量: 76 千卡	
糖类: 17.20 克	
蛋白质: 2.00 克	
脂肪: 0.20 克	
膳食纤维: 0.70 克	

食用注意

土豆不要带皮吃,因为土豆皮中有一种物质叫作龙葵碱,摄入太多龙葵碱会导致中毒。

减脂增肌原理

土豆中含有一种黏液蛋白,这种黏液蛋白能够润滑我们的消化道和呼吸道,还能够预防心血管疾病,保持血管的弹性和通畅。

土豆中膳食纤维含量很高,而且还有大量的维生素和矿物质,但是土豆的热量很低,脂肪含量很少,所以食用土豆还有助于减肥。

低热量搭配

土豆 + 牛肉

牛肉纤维粗,有时会损伤胃黏膜,与土豆同煮,不但味道好,还能保护胃黏膜。

土豆 + 青椒

土豆与富含多种维生素的青椒一起吃,可营养互补,功效加倍。

减肥瘦身

绿豆芽

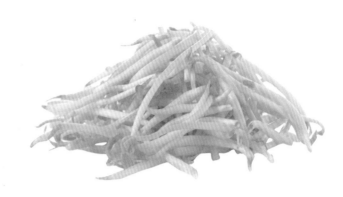

升糖指数 - **低**
适合午餐、晚餐食用
每日适宜用量
100 克左右

每 100 克所含基础营养素

总热量：44 千卡	
糖类：4.50 克	
蛋白质：4.50 克	
脂肪：1.60 克	
膳食纤维：1.50 克	

食用注意

绿豆芽一定不可以生吃，生豆芽是有毒的。一些肠胃消化不好的人要尽量少吃绿豆芽，避免引起肠胃不适。

减脂增肌原理

绿豆芽的热量是非常低的，所以吃绿豆芽根本不用担心会带来肥胖，相反它具有减肥的作用，适合减肥人群经常食用。绿豆在发芽过程中会发生多种变化，部分蛋白质会分解成易被人体吸收的游离氨基酸。

吃绿豆芽还可以补充叶酸等营养物质，绿豆发芽后，释放出更多的磷、锌等矿物质，维生素类物质的含量也会大大增加。

低热量搭配

绿豆芽 + 黄瓜

可消火利尿、健脑安神、减肥强体，特别适宜肥胖、高血压、咽喉肿痛者日常食用。

绿豆芽 + 胡萝卜

两者搭配可以活血明目、排毒瘦身，并且可以降血脂、降血压。

芦笋

增进食欲，促进消化

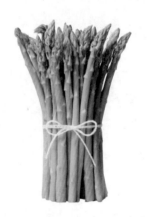

升糖指数 - **低**
适合午餐、晚餐食用
每日适宜用量
100 克左右

每 100 克所含基础营养素

总热量：19 千卡
糖类：3.00 克
蛋白质：1.40 克
脂肪：0.10 克
膳食纤维：1.90 克

食用注意

　　对芦笋过敏的人不宜食
用。芦笋是过敏原之一，部
分人食用后会出现皮肤红肿、
腹泻、消化不良等问题。

减脂增肌原理

　　芦笋味道鲜美，吃起来清爽可口，能
增进食欲、帮助消化，经常食用芦笋对高
血压、水肿、肥胖等病症有一定的疗效。

　　芦笋具有低糖、低脂肪、高纤维素的
特点。芦笋含有丰富的微量元素，其蛋白
质含量虽不高，但氨基酸组成比例适当。
所以经常食用芦笋可以预防高脂血症和心
脑血管疾病。

低热量搭配

芦笋 + 冬瓜

芦笋清热、降脂、降压，配以
性味甘淡微寒、清热利尿的冬
瓜，对人体有很好的保健作用。

芦笋 + 海参

芦笋能防止癌细胞扩散，海参
同样是抗癌食品，二者搭配，
可增加抗癌功效。

冬瓜
促进新陈代谢

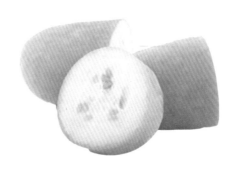

升糖指数 - **低**
适合午餐、晚餐食用
每日适宜用量
100 克左右

每 100 克所含基础营养素

总热量：11 千卡
糖类：2.60 克
蛋白质：0.20 克
脂肪：0.40 克
膳食纤维：0.70 克

食用注意

冬瓜与肉煮汤时，冬瓜必须后放，然后用小火慢炖，这样可防止冬瓜过熟过烂。

减脂增肌原理

冬瓜中有一种叫作丙醇二酸的成分，这种成分在进入人体后能够有效地抑制人体中的多余糖分转为脂肪，从而防止脂肪在体内堆积，而且还可以促进已经形成的多余脂肪的消耗。冬瓜对于预防高血压、防止动脉粥样硬化、减肥等都有着很好的作用。另外，冬瓜中的葫芦巴碱也是一种有益的成分，它能促进人体的新陈代谢，从而抑制糖类转为脂肪。

低热量搭配

冬瓜 + 赤小豆

赤小豆营养丰富，易吸收，搭配冬瓜食用可以消除水肿，适合易水肿的人群。

冬瓜 + 海带

两者搭配食用可以降压降脂、消肿利湿。

促进胃肠蠕动

木耳

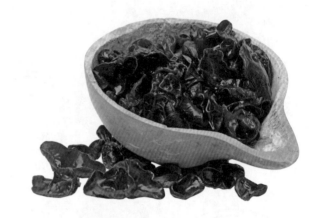

升糖指数 – **低**
适合早餐、午餐、晚餐食用
每日适宜用量
15 克（干品）

每 100 克所含基础营养素

总热量：205 千卡	
糖类：65.50 克	
蛋白质：10.60 克	
脂肪：1.50 克	
膳食纤维：29.90 克	

食用注意

吃了新鲜木耳后，经阳光照射会引起皮肤瘙痒，使皮肤暴露部分出现红肿、痒痛现象，产生皮疹、水疱、水肿情况。相比起来，干木耳更安全。

减脂增肌原理

木耳中含有丰富的纤维素和一种特殊的植物胶原，这两种物质能够促进胃肠蠕动，促进肠道内食物的排泄，减少对食物中脂肪的吸收，从而防止肥胖。同时，这两种物质有利于体内大便中有毒物质的及时清除和排出，从而起到预防直肠癌及其他消化系统癌症的作用。

低热量搭配

木耳 + 黄瓜

两者营养互补，具有减肥美颜、清热降暑、补中益气、护胃解酒的功效。

木耳 + 山药

具有健脾开胃、滋润皮肤、延年益寿的功效。

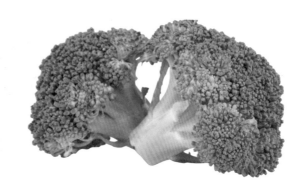

西蓝花

降低体内血脂和胆固醇

升糖指数 – **低**
适合早餐、午餐、晚餐食用
每日适宜用量
100~200克

每100克所含基础营养素

总热量：90 千卡	
糖类：3.50 克	
蛋白质：2.20 克	
脂肪：3.00 克	
膳食纤维：2.50 克	

食用注意

烹制前将西蓝花置于盐水中浸泡一段时间，可以除去西蓝花表面残留的有害物质。

减脂增肌原理

西蓝花含有丰富的蛋白质、纤维素、胡萝卜素、维生素及矿物质，可以起到降低体内血脂和胆固醇的功效，促进新陈代谢及毒素的排出，起到瘦身作用。西蓝花中含有丰富的膳食纤维，纤维在肠胃中可以吸水膨胀，体积增大，从而可以让人产生一种饱腹感，有助于我们减少食量，控制体重。

低热量搭配

西蓝花 + 鳕鱼

可以降低人体血糖水平，消炎杀菌，活血止痛，提高人体免疫力。

西蓝花 + 鸡肉

可增强肝脏解毒能力、提高免疫力；可以治疗小便频繁、耳聋等症状；还有着一定的抗氧化、抗衰老作用。

降脂减肥

海带

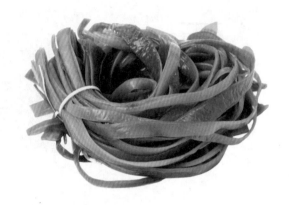

升糖指数 - 低
适合早餐、午餐、晚餐食用
每日适宜用量
20克

每100克所含基础营养素

总热量：12 千卡	
糖类：2.10 克	
蛋白质：1.20 克	
脂肪：0.10 克	
膳食纤维：0.50 克	

食用注意

　　海带颜色特别绿、光亮，看上去不正常的，要谨慎购买。海带的正常颜色是褐绿色和深褐绿色，海带经腌制或晒干后，是自然的灰绿色。

减脂增肌原理

　　海带含有多种氨基酸和无机盐，可以减少饥饿感。海带是低热量、高纤维素食物，是肥胖者较为理想的减肥食品。女性常吃海带，有利于保持身材苗条。

　　海带还富含膳食纤维、不饱和脂肪酸和胶质，它们组合在一起能清除附着在血管壁上的胆固醇，调理肠胃，促进胆固醇的排出，促进肠蠕动，起到清肠、排毒、防止便秘等作用。

低热量搭配

海带 + 菠菜

二者均富含磷和钙，搭配食用有助于人体维持钙与磷的平衡，对骨骼和牙齿有益。

海带 + 豆腐

海带与豆腐同烹，味道鲜美，营养互补，有益补碘、补钙、补铁，特别适合女性常吃。

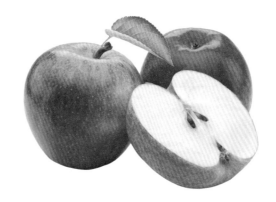

增加饱腹感

苹果

升糖指数 - **低**
适合早餐、加餐食用
每日适宜用量
1~2 个

每 100 克所含基础营养素

总热量：52 千卡	
糖类：13.50 克	
蛋白质：0.20 克	
脂肪：0.20 克	
膳食纤维：1.20 克	

食用注意

苹果不宜多吃，每天吃 1~2 个就够了，多了容易使体内的酸性物质过多，不利于酸碱平衡。

减脂增肌原理

苹果是碱性食品，吃苹果可以迅速中和体内过多的酸性物质（包括运动产生的酸及鱼、肉、蛋等酸性食物在体内产生的酸性代谢物），增强体力和抗病能力。

苹果会增加饱腹感，饭前吃能减少进食量，达到减肥的目的。

低热量搭配

苹果 + 猪肉

苹果不仅可以消除猪肉的异味，还能抑制人体对猪肉中的胆固醇的吸收。

苹果 + 芦荟

同食具有生津止渴、健脾益胃、消食顺气的功效。

降脂减肥

橙子

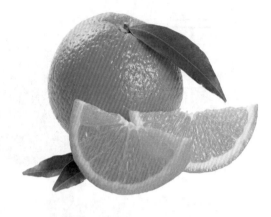

升糖指数 - **低**
适合午餐、加餐食用
每日适宜用量
1~2 个

每 100 克所含基础营养素

总热量：47 千卡	
糖类：11.10 克	
蛋白质：0.80 克	
脂肪：0.20 克	
膳食纤维：0.60 克	

食用注意

橙子中含有酸性物质，对肠胃有一定的刺激性，所以为了避免对肠胃产生不必要的伤害，不建议在空腹时或饱餐后食用。

减脂增肌原理

橙子中含纤维素和果胶物质，纤维素可促进肠蠕动，有利于清肠通便，排出体内有害物质。橙子多纤维又低热量，含有天然糖分，是代替正餐或糖果、蛋糕、曲奇等甜品的最佳选择，喜爱甜食而又要减肥者可以吃橙子来满足对甜食的欲望。橙子中的果胶能帮助人体尽快排泄脂类及胆固醇，并减少对外源性胆固醇的吸收。

低热量搭配

橙子 + 猕猴桃

二者均富含维生素 C，维生素 C 在骨胶原合成中起到重要作用。

橙子 + 桃

经常食用可有效预防关节损伤。

润肠排毒

核桃

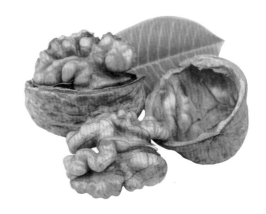

升糖指数 – **低**
适合早餐、加餐食用
每日适宜用量
5~6 个

每 100 克所含基础营养素

总热量：654 千卡
糖类：0.80 克
蛋白质：15.20 克
脂肪：29.90 克
膳食纤维：11.60 克

食用注意

核桃是温性的食物，含有的油脂比较多，可能会加重身体的上火情况，给身体带来不适感，所以容易上火和腹泻的人群应该谨慎食用。

减脂增肌原理

核桃、花生等都属于坚果，核桃富含身体所需的不饱和脂肪酸和维生素，能抵抗衰老，抗辐射。增肌加餐的时候，我们可以吃 2~3 个核桃，可以促进肌肉修复。

低热量搭配

核桃 + 豆腐

二者同食，可以促进人体对钙的吸收。

核桃 + 菠菜

搭配食用不仅可以增加蔬菜的香味，还起到调理肠道的作用，可以润肠，缓解便秘。

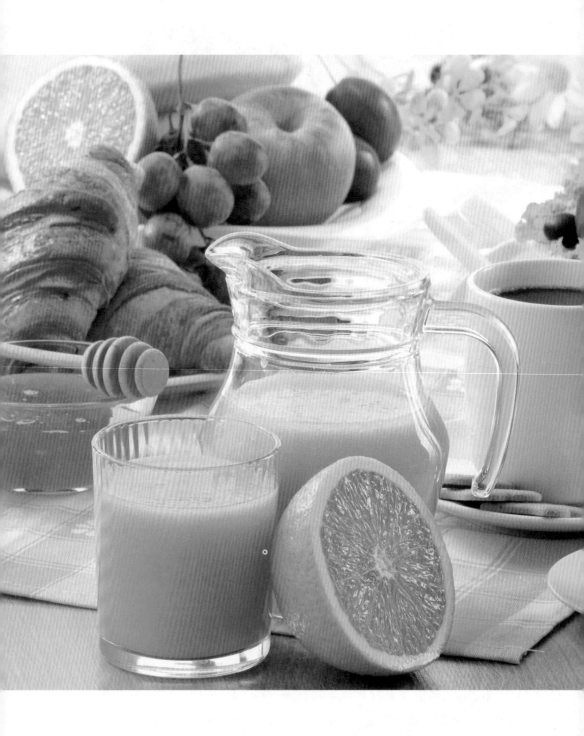

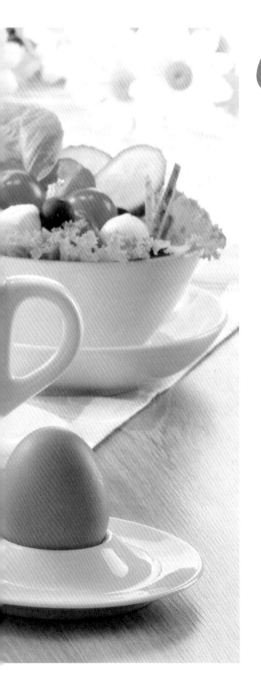

chapter 04

坚持 30 天，
养成减脂饮食习惯

　　减肥不是一蹴而就的，良好的饮食习惯不仅有助于减脂，还是增肌的必要条件。30 天，养成良好的饮食习惯，让你的减肥计划事半功倍。

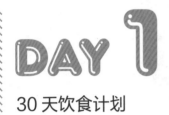

DAY 1

30 天饮食计划

营养师说

　　好的开始是成功的一半。第一天用杂粮粥当主食过渡，搭配鸡胸肉、豆腐和丰富的蔬菜，蛋白质、维生素不能少，注意多喝水，开启元气满满的一天。

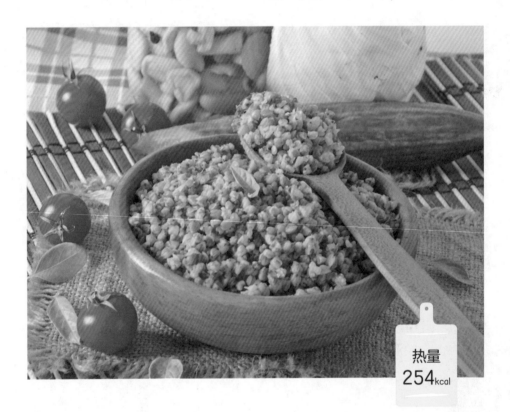

热量
254kcal

糙米荞麦稀饭

材料

荞麦 50 克，糙米 20 克

做法

1. 砂锅中注入适量清水，倒入备好的荞麦、糙米。
2. 盖上盖，用大火煮开后转小火煮 1 小时至食材熟透。
3. 关火后盛出煮好的稀饭，装入碗中即可。

鸡胸肉和芦笋

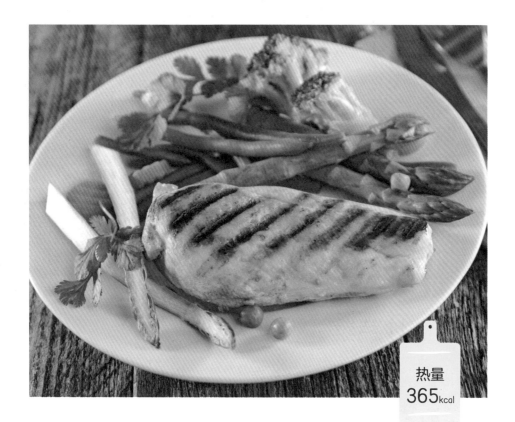

热量
365kcal

材料

鸡胸肉 1 块，芦笋 100 克，豆角、西蓝花各 80 克，胡萝卜 50 克，青豆少许，盐、黑胡椒粉、料酒、橄榄油各适量

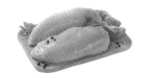

做法

1. 芦笋洗净，切开；西蓝花切小朵；胡萝卜切片；豆角洗净。

2. 鸡胸肉洗净，加盐、黑胡椒粉、料酒腌渍 15 分钟。

3. 平底锅开火，加少许橄榄油烧热，放入鸡胸肉，两面煎熟，捞出装盘。

4. 另起锅，放入清水烧开，放少许盐，放入芦笋、豆角、西蓝花、胡萝卜、青豆，煮熟，捞出装盘即可。

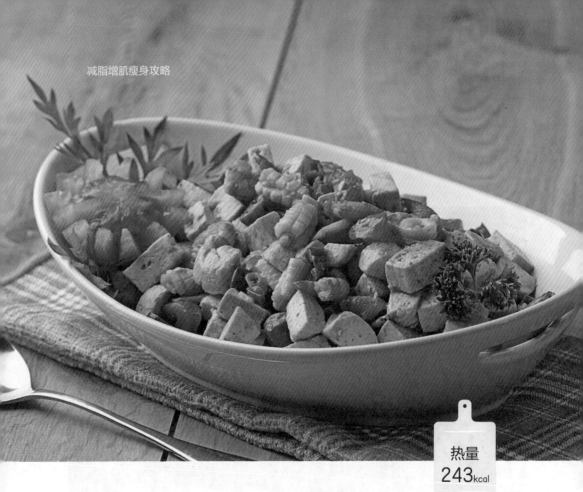

热量
243kcal

豆腐拌炒蔬菜

材料

豆腐200克，玉米笋100克，虾仁80克，西红柿1个，青椒20克，香菜、盐各少许，水淀粉4毫升，生抽、老抽、食用油各适量

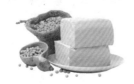

做法

1. 洗净的豆腐切小块；洗好的玉米笋切块；西红柿切小块。

2. 锅中注入适量清水烧开，放少许盐，倒入切好的玉米笋、豆腐，搅拌均匀，煮1分钟，捞出，沥干水分。

3. 锅中倒入适量食用油，放入豆腐，翻炒至稍呈黄色，加入虾仁、玉米笋、西红柿、青椒，翻炒均匀，加入适量清水，放入适量盐、生抽、老抽，翻炒均匀，放入水淀粉。

4. 关火后把炒好的食材盛出，装入盘中，撒上香菜即可。

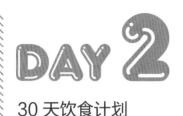

营养师说

三色果汁带来一整天的好心情。

低脂美味的甜椒炒肉，高蛋白的豆腐，满足一天的营养。

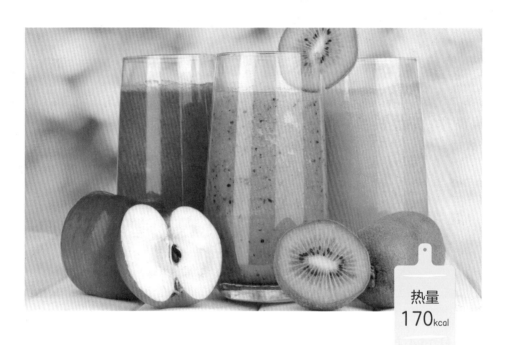

热量
170kcal

三色果汁

材 料

苹果 1 个，猕猴桃 2 个，橙子 1 个

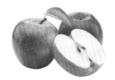

做 法

1. 将苹果去皮、去核，切小块；猕猴桃去皮，切块；橙子去皮，剥开。

2. 取榨汁机，选择搅拌刀座组合，倒入苹果块，注入少许纯净水，盖上盖，选择"榨汁"功能，榨取果汁，倒入杯中。

3. 倒入猕猴桃，注入少许纯净水，榨取果汁，倒入杯中。

4. 倒入橙子，注入少许纯净水，榨取果汁，倒入杯中。

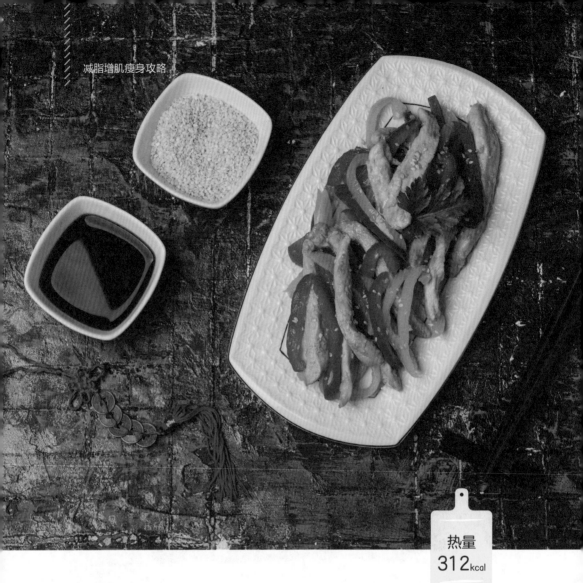

热量
312kcal

甜椒炒肉

材料

里脊肉 180 克，红甜椒、
黄甜椒各 60 克，熟白芝麻
少许，盐 2 克，胡椒粉、
鸡粉各 3 克，料酒 10 毫升，
生抽 5 毫升，蚝油 5 克，
食用油适量

做法

1 洗好的红甜椒、黄甜椒切开，去籽，切成条。

2 洗好的里脊肉切条，放入碗中，加入适量盐、
胡椒粉、少许料酒，腌渍 10 分钟。

3 用油起锅，倒入红甜椒、黄甜椒，爆香，放入
里脊肉，炒匀；加入料酒、蚝油、生抽，炒匀；
加入盐、鸡粉，翻炒入味，盛出装盘，撒上白
芝麻即可。

凉拌豆腐丝

材料

豆腐丝 150 克，葱段、香菜各 15 克，蒜末、辣椒、鸡粉各少许，盐 3 克，芝麻油 5 毫升，食用油适量

做法

1. 锅中注入适量清水，用大火烧开，放入食用油、盐，再下入豆腐丝，搅拌均匀，煮约 1 分钟，捞出，放入碗中。

2. 加入葱段、香菜、盐、鸡粉、蒜末、辣椒，再淋入芝麻油，搅拌约 1 分钟至食材入味。

3. 将拌好的食材装在盘中即可。

热量
300kcal

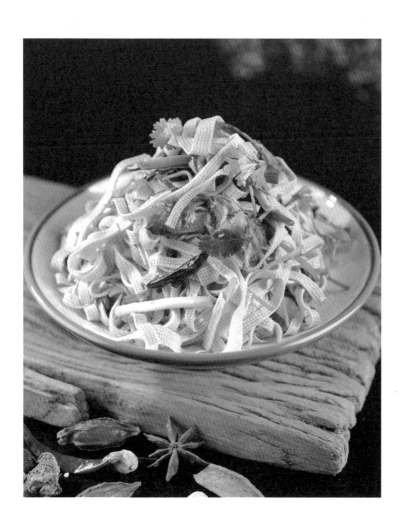

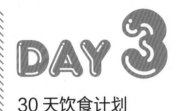

DAY 3

30 天饮食计划

营养师说

放轻松，慢慢来，坚持下去就好了。瘦身不是一朝一夕就能完成的事情，就像肥肉不是一天长出来的。

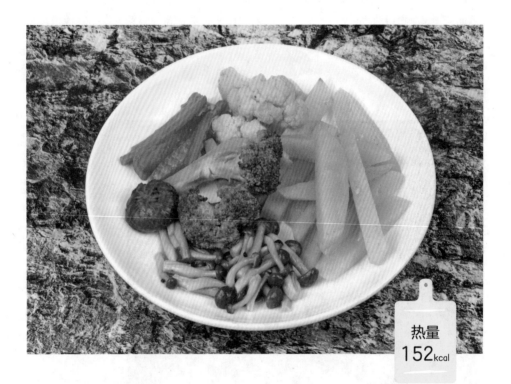

热量
152kcal

什锦蔬菜盘

材料

土豆100克，西蓝花、花菜各80克，香菇10克，秀珍菇、红甜椒各30克，盐、食用油各少许

做法

1 土豆去皮洗净，切粗条；西蓝花、花菜分别洗净，切小朵；香菇、秀珍菇洗净；红甜椒去籽切丝。

2 锅中注水烧开，放少许盐、食用油，再放入土豆、西蓝花、花菜、香菇、秀珍菇、红甜椒煮熟，捞出装盘即可。

芦笋炒鸡胸肉

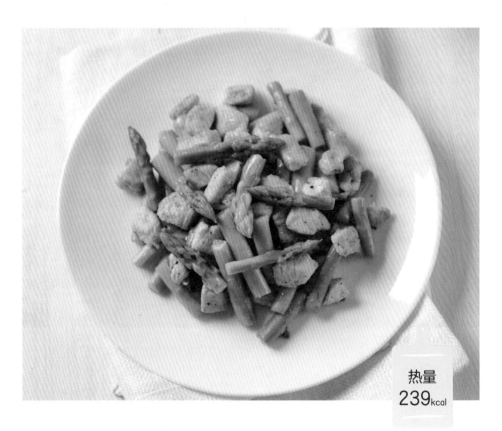

热量
239kcal

材料

鸡胸肉 1 块，芦笋 200 克，盐 2 克，黑胡椒粉、鸡粉各 3 克，料酒 10 毫升，食用油适量

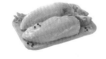

做法

1. 洗好的芦笋切段。

2. 洗好的鸡胸肉切小块，放入碗中，加入适量盐、黑胡椒粉、料酒，腌渍 10 分钟。

3. 用油起锅，倒入鸡胸肉、芦笋，炒熟，加入盐、鸡粉，翻炒入味。

4. 盛出装盘即可。

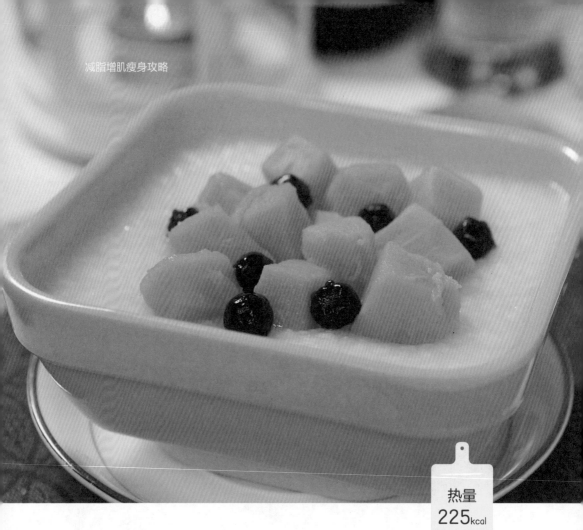

南瓜粥

材料

大米 50 克，南瓜 200 克，
粉圆 65 克

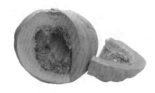

做法

1 南瓜去皮洗净，切小块。

2 锅置旺火上，注入适量清水，倒入大米，煮约
30 分钟。

3 放入南瓜煮 20 分钟，盛出装碗，放入粉圆即可。

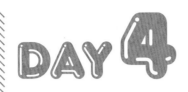

30 天饮食计划

营养师说

一抹金色的晨曦，一份香甜的南瓜面包，一个惬意的微笑，开启美好的一天。注意：南瓜面包吃一两片即可哟！

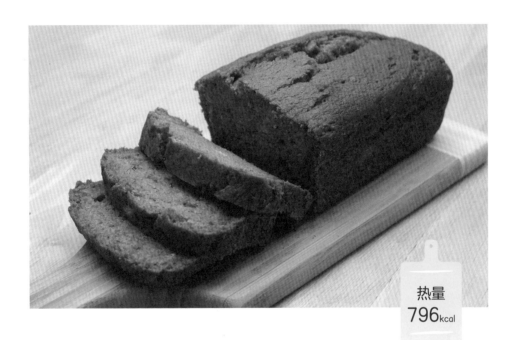

热量
796kcal

南瓜面包

材料

南瓜 180 克，低筋面粉 125 克，黄油、淡奶油各 10 克，鸡蛋 2 个

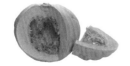

做法

1. 将南瓜去皮洗净、切块，上蒸锅蒸 20 分钟至软烂，取出制成南瓜泥；黄油切小块，室温下软化。
2. 将南瓜泥和黄油放入面粉中，放入鸡蛋、淡奶油，和成面团，盖上保鲜膜，放入冰箱冷藏 1 小时。
3. 取出松弛好的面团，捏成适当的长条形。
4. 烤箱提前预热，将面包坯放入中层，先 200℃ 烤 10 分钟，再 150℃ 烤 30 分钟即可。

三文鱼柳蔬果沙拉

材料

三文鱼柳 1 块，红甜椒、
黄甜椒、青甜椒各 80 克，
洋葱 50 克，芹菜叶少许，
柠檬 1 个、盐、胡椒粉、
橄榄油、罗勒叶各适量

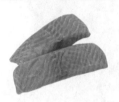

做法

1 红甜椒、黄甜椒、青甜椒分别洗净，去籽切小块；洋葱洗净切丁；柠檬切开；罗勒叶切碎。

2 三文鱼柳洗净，挤上几滴柠檬汁抹匀，加盐、胡椒粉腌渍 15 分钟。

3 平底锅开火，加少许橄榄油烧热，放入三文鱼柳，两面煎熟，捞出装盘。

4 锅底留油，放入洋葱、红甜椒、黄甜椒、青甜椒、芹菜叶，炒熟，加少许盐调味，盛出装盘，撒上碎罗勒叶即可。

热量
266kcal

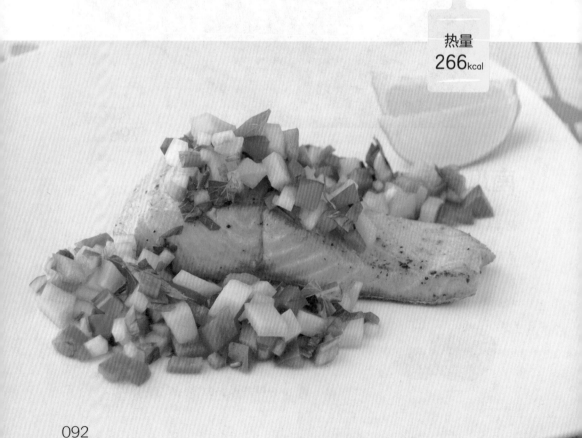

西葫芦炒玉米

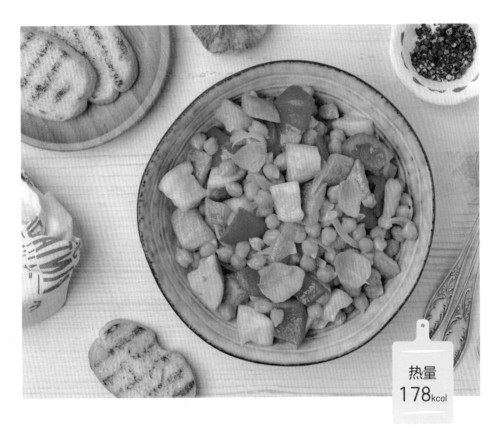

热量
178kcal

材 料

西葫芦 150 克，玉米粒 120 克，红椒 50 克，罗勒叶少许、洋葱少许，盐、鸡粉、料酒、食用油各适量

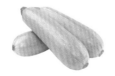

做 法

1 洗净去皮的西葫芦切小块；红椒去籽切小块；洋葱切丝。

2 用油起锅，放入洋葱、红椒爆香，倒入西葫芦和玉米粒，快速炒匀，淋入少许料酒，炒匀提味，翻炒至食材八成熟。

3 加入少许盐、鸡粉，炒匀调味，用中火翻炒至食材熟透，放入罗勒叶装饰即可。

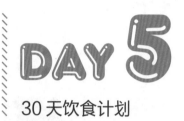

DAY 5

30 天饮食计划

营养师说

自己动手，做一份美味的蔬菜饼，做一盘清淡又营养的香草鸡，将瘦身饮食渗透到每天的细节中。

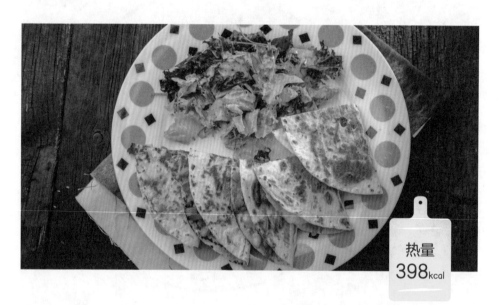

热量
398kcal

芝士饼

材料

手抓饼皮5个，生菜、紫叶生菜各50克，胡萝卜、青椒、玉米、青豆各80克，洋葱、芝士各少许，盐、鸡粉、料酒、食用油各适量

做法

1 生菜、紫叶生菜洗净，切小块；胡萝卜去皮洗净切丁；青椒去籽，切丁；洋葱切丁。

2 用油起锅，放入洋葱、青椒爆香，倒入胡萝卜、玉米、青豆，快速炒匀，淋入料酒，炒匀提味，翻炒至食材熟透。

3 加入少许盐、鸡粉，炒匀调味，盛出装入碗中。

4 煎锅用小火烧热，刷上少许油，放入手抓饼皮，煎至两面金黄，装入盘中，放上适量炒好的食材，对折。旁边放上生菜、紫叶生菜，挤上芝士即可。

柠檬香草鸡

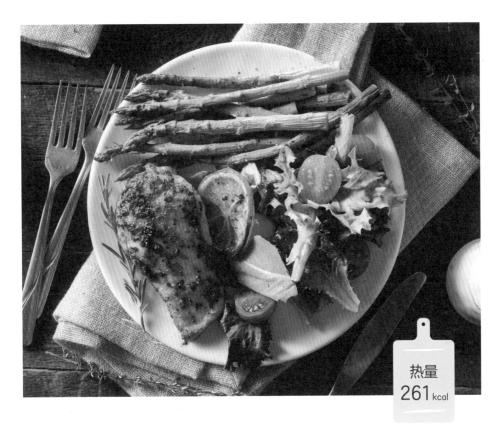

热量
261 kcal

材料

鸡胸肉 1 块，芦笋 100 克，生菜、紫叶生菜各 60 克，红色圣女果、黄色圣女果各 50 克，柠檬 1 个，香草少许，盐、黑胡椒粉、料酒、橄榄油各适量

做法

1 芦笋洗净；生菜、紫叶生菜洗净，撕小块；圣女果切块；柠檬切片。

2 鸡胸肉洗净，加盐、黑胡椒粉、料酒、香草腌渍 15 分钟。

3 平底锅开火，加少许橄榄油烧热，放入鸡胸肉、柠檬片，两面煎熟，捞出装盘。

4 锅底留油，放入芦笋炒熟，放少许盐调味，盛出装盘，放上生菜、圣女果、香草即可。

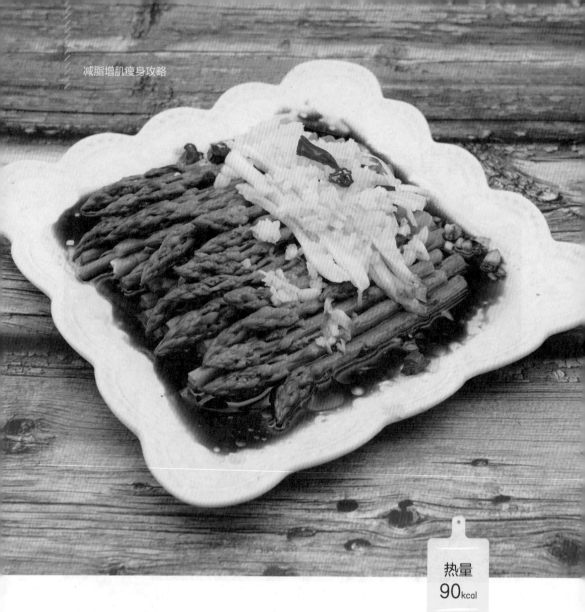

热量
90kcal

凉拌芦笋

材料

芦笋250克,大葱丝30克,
蒜末20克,辣椒、鸡粉
各少许,盐3克,生抽、
芝麻油各5毫升,食用油
适量

做法

1 锅中注入适量清水,用大火烧开,放入食用油、
盐,放入芦笋,搅拌匀,煮约1分钟,捞出,
摆入盘中。

2 放上大葱丝、蒜末,再淋入芝麻油。

3 用油起锅,倒入辣椒爆香,调入生抽、鸡粉、盐,
搅匀,趁热浇在芦笋上即可。

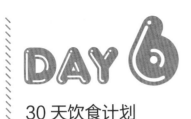

30 天饮食计划

营养师说

丰富的水果，如同丰富的生活。

瘦身的日子并不一定非要自律到枯燥乏味，调节放松一下，或许会事半功倍。

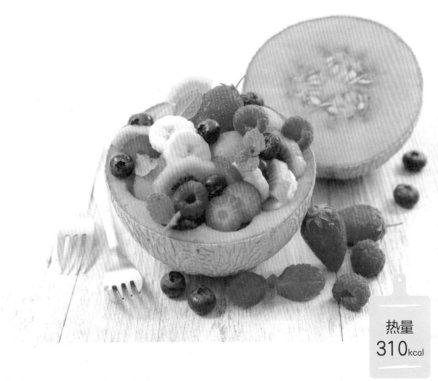

热量
310kcal

新鲜水果沙拉

材料

哈密瓜半个，酸奶 100 克，猕猴桃 1 个，蓝莓 30 克，香蕉 1 个，蔓越莓、草莓各 50 克

做法

1. 哈密瓜去籽，挖出果肉，留哈密瓜盅备用；猕猴桃、香蕉去皮，切片。

2. 将酸奶倒入哈密瓜盅，摆上猕猴桃、蓝莓、哈密瓜果肉、香蕉、蔓越莓、草莓，即可食用。

烤蔬菜

材料

荷兰豆 100 克，圣女果 80 克，香菇、西葫芦各 60 克，甜椒 30 克，酱油 5 毫升，蒜末、盐、食用油各少许

做法

1 香菇、西葫芦洗净，切块；圣女果切开；甜椒切块。

2 烤盘中铺上锡纸，放入香菇、西葫芦、荷兰豆、圣女果、甜椒，放入酱油、蒜末、盐、食用油，拌匀。

3 将锡纸包起来，放入烤箱中层，200℃烤 15 分钟。

4 取出装盘即可。

热量
85kcal

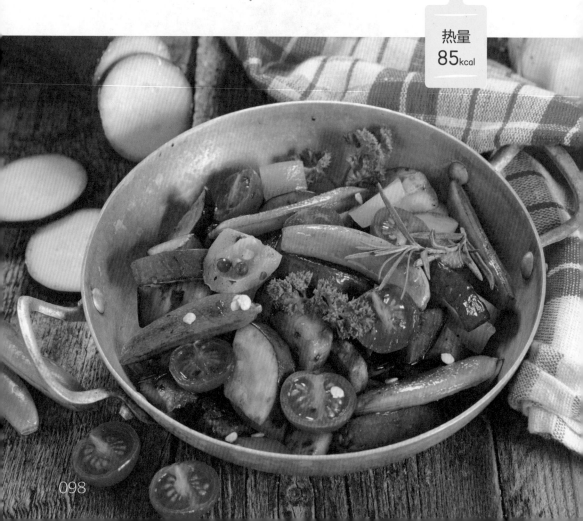

金枪鱼紫甘蓝沙拉

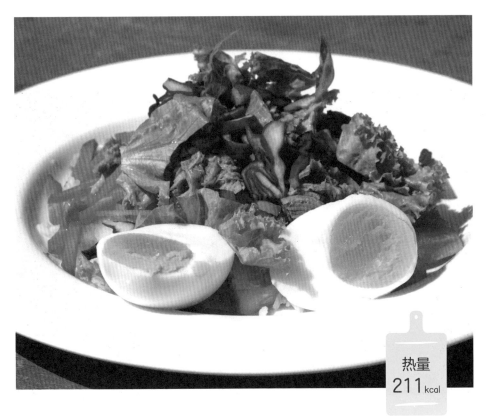

热量
211 kcal

材料

金枪鱼肉罐头 80 克，胡萝卜、紫甘蓝各 70 克，生菜 50 克，鸡蛋 1 个，盐少许

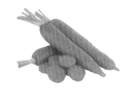

做法

1 胡萝卜、紫甘蓝洗净，切丝；生菜洗净，切碎。

2 将鸡蛋煮熟，去皮，切成两瓣，放在盘中。

3 锅中烧开水，放少许盐，放胡萝卜、紫甘蓝煮 1 分钟，捞出装盘。

4 将鱼肉、生菜放盘中，拌匀，即可食用。

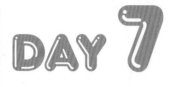

DAY 7

30 天饮食计划

营养师说

先苦后甜——就是瘦身过程的真实写照!

苦瓜是好东西啊,怎能错过。

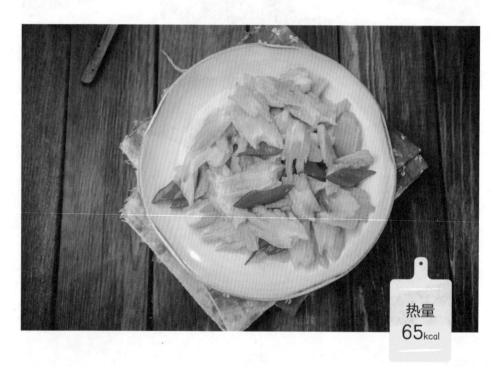

热量
65kcal

清炒苦瓜

材料

苦瓜 250 克,红椒 20 克,盐 1 克,鸡粉 2 克,食用油适量

做法

1 洗净的苦瓜切片。

2 锅中烧开水,放入苦瓜煮 1 分钟,捞出。

3 油锅烧热,放入红椒爆香,放入苦瓜炒熟。

4 放盐、鸡粉调味,盛出装盘即可。

三文鱼蔬菜杂粮饭

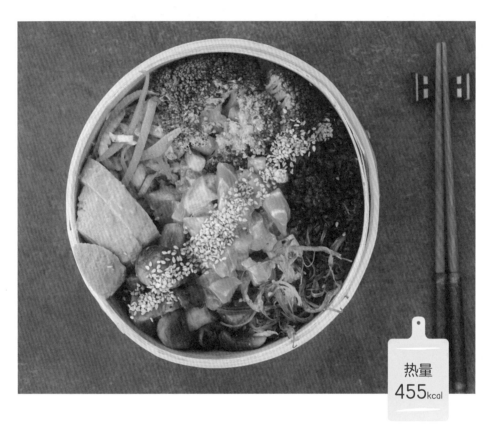

热量
455kcal

材料

水发黑米 100 克，三文鱼 100 克，胡萝卜、西蓝花各 80 克，佛手瓜 60 克，口蘑 50 克，海藻 30 克，熟白芝麻 10 克，盐、胡椒粉、橄榄油各适量

做法

1. 将黑米煮成黑米饭，放入盘中。
2. 三文鱼切小块，加盐、胡椒粉腌渍；胡萝卜切丝；西蓝花切小朵；佛手瓜切块。
3. 锅中放入清水烧开，放少许盐，放入西蓝花、胡萝卜、佛手瓜、口蘑、海藻，煮熟，捞出放入盛米饭的盘子。
4. 平底锅开火，加少许油烧热，放入三文鱼炒熟，装入盘中，撒上熟白芝麻即可。

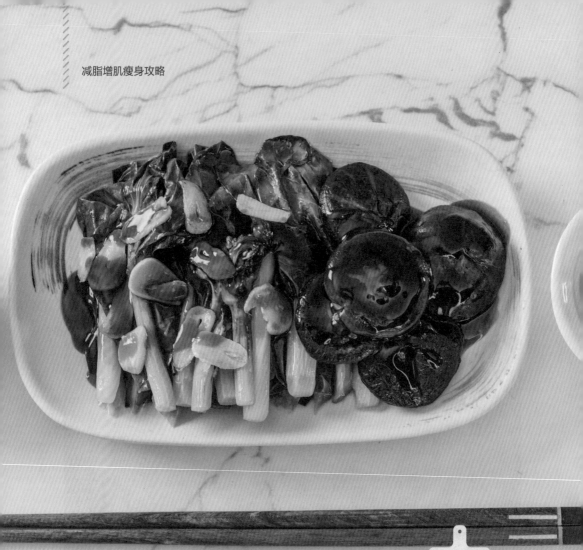

热量
103kcal

蚝油香菇芥蓝

材料

芥蓝200克，香菇80克，
蒜片15克，蚝油5克，
生抽10毫升，盐、鸡粉
各3克，食用油适量

做法

1. 芥蓝、香菇洗净；准备半碗水，加入蚝油、生抽、盐、鸡粉搅匀，制成味汁。

2. 锅中放入清水烧开，放入芥蓝、香菇煮1分钟，捞出装盘。

3. 油锅烧热，加入蒜片炒香，加入味汁，小火煮开。

4. 将味汁浇在芥蓝、香菇上即可。

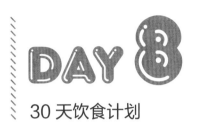

DAY 8

30 天饮食计划

营养师说

土豆永远是人们餐桌上的宠儿，既可做成美味菜肴，又可作为主食。注意，当土豆作为菜肴吃时，一定要控制主食的量哦。

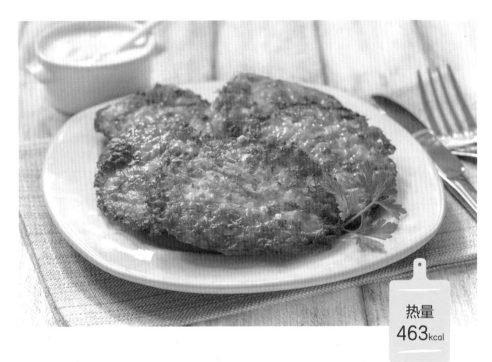

热量 463kcal

土豆煎饼

材料

土豆 200 克，面粉 60 克，鸡蛋 1 个，葱花 15 克，盐、鸡粉、食用油各适量

做法

1. 土豆去皮，切块。
2. 将土豆放入烧开的蒸锅中蒸熟，取出压成泥状。
3. 放入面粉，打入鸡蛋，放入盐、鸡粉、食用油。
4. 搅匀，分成几个大小相等的面团，压成饼状。
5. 煎锅放少许油，放入土豆饼，煎至两面金黄色。
6. 盛出装盘中，撒上葱花即可。

清炒杂蔬

材料

荷兰豆、西蓝花各 100 克，
胡萝卜 80 克，洋葱 50 克，
蒜末、甜椒各少许，盐 4 克，
鸡粉 2 克，料酒 10 毫升，
食用油适量

做法

1 荷兰豆洗净；西蓝花切小块；胡萝卜、洋葱、
甜椒切丝。

2 用油起锅，倒入蒜末、洋葱、甜椒，翻炒出香味。

3 倒入荷兰豆、西蓝花、胡萝卜，淋入料酒，炒匀。

4 加入盐、鸡粉，炒匀调味，关火后盛出即可。

热量
127kcal

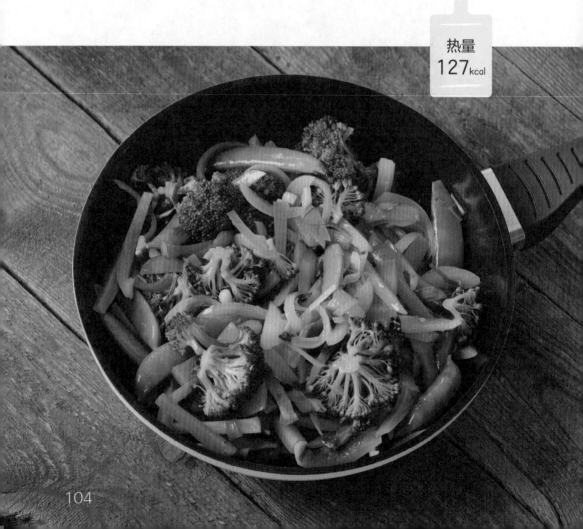

烤三文鱼西蓝花

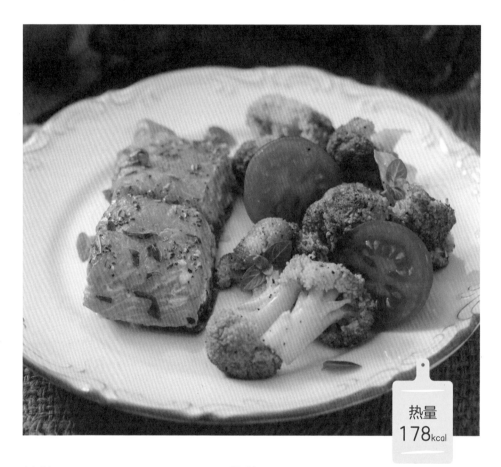

热量
178kcal

材料

三文鱼 100 克，西蓝花 80
克，圣女果 30 克，罗勒叶
少许，盐、胡椒粉、橄榄
油各适量

做法

1. 三文鱼切块；圣女果切开；西蓝花切块。
2. 烤盘中铺上锡纸，放入三文鱼、西蓝花、圣女果，放入盐、胡椒粉、橄榄油，拌匀。
3. 用锡纸包起食材，放入烤箱中层，200℃烤 20 分钟。
4. 取出装盘，放入罗勒叶即可。

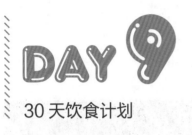

30 天饮食计划

营养师说

　　对于孕妇、减肥人群及生长发育旺盛的青少年和儿童来说，奶酪是最好的补钙食品之一，但是一定要适量。

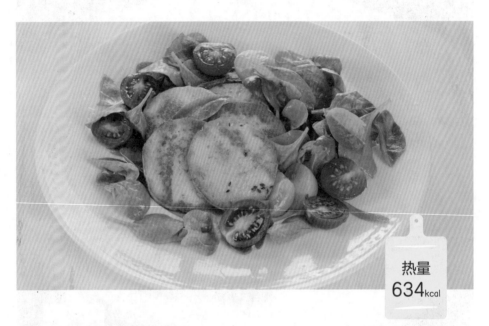

热量
634kcal

烤奶酪番茄沙拉

材料

牛奶 250 毫升，蛋黄 3 个，玉米淀粉 50 克，芝士片 2 片，白糖 10 克，柠檬 1 个，圣女果 100 克，罗勒叶少许

做法

1　圣女果切开；1 个蛋黄中滴入几滴柠檬汁，备用。

2　在锅里依次放入牛奶、蛋黄 2 个、玉米淀粉、白糖，搅拌均匀至无颗粒，开小火，边搅拌边加入芝士片，搅拌至看不到小颗粒。

3　关火，再搅拌一会儿，倒入容器中，放冰箱冷藏 4 小时。

4　取出奶酪块，切成小块，摆入托盘，涂上柠檬蛋黄液。烤箱预热 5 分钟，把奶酪块放入烤箱中层，调至 200℃，上下火烤 15~20 分钟，取出装盘，放上圣女果、罗勒叶即可。

土豆肉丸

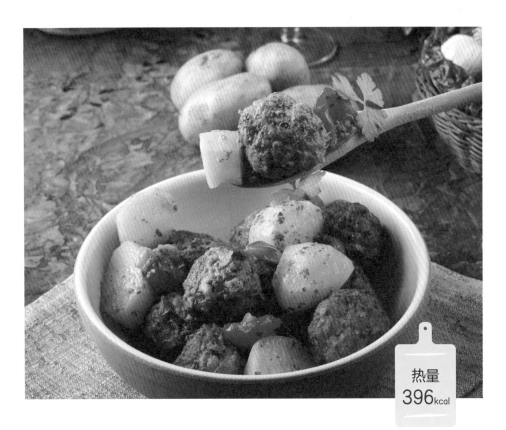

热量
396kcal

材 料

鸡肉 400 克，土豆 150 克，
红椒 30 克，盐 3 克，鸡粉
2 克，淀粉 10 克，食用油
适量

做 法

1. 土豆去皮，切块；红椒切块。

2. 鸡肉剁成泥，装碗，倒入盐、鸡粉、淀粉拌匀，
   腌渍 10 分钟至入味，捏成肉丸，装碗待用。

3. 油锅烧热，放入红椒爆香，加适量清水烧开，
   倒入肉丸、土豆。

4. 盖上盖子，用小火煮 20 分钟至食材熟软。

5. 转大火，加盐、鸡粉调味，收汁，盛出装盘即可。

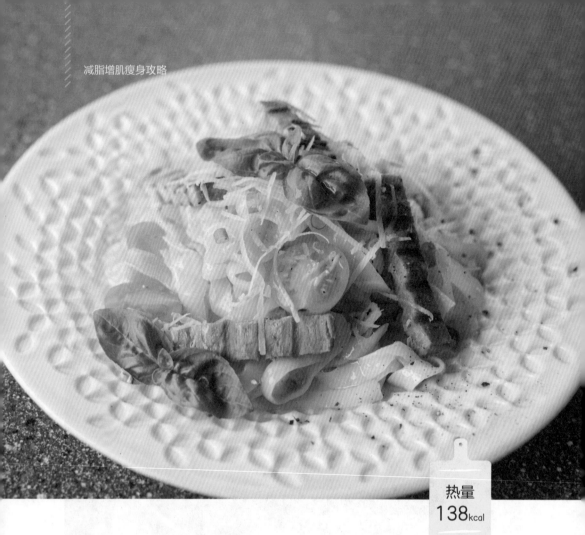

热量
138kcal

蔬菜牛肉魔芋面

材料

熟牛肉 80 克，魔芋面条 150 克，圣女果 60 克，大葱丝 30 克，葱花 10 克，姜丝 10 克，生抽 5 毫升，盐 2 克，胡椒粉、罗勒叶各少许，食用油适量

做法

1 圣女果切开；熟牛肉切条。

2 锅中放入清水烧开，放入魔芋面条煮熟，捞出装盘，放上熟牛肉、大葱丝、圣女果、葱花。

3 油锅烧热，放入姜丝爆香，放入盐、生抽调味，将热油浇在魔芋面条上。

4 撒上胡椒粉，放上罗勒叶即可。

DAY 10

30 天饮食计划

营养师说

杂粮饭永远是瘦身餐桌上的宠儿，富含膳食纤维和 B 族维生素，对预防便秘很有好处，而且有利于保护皮肤。

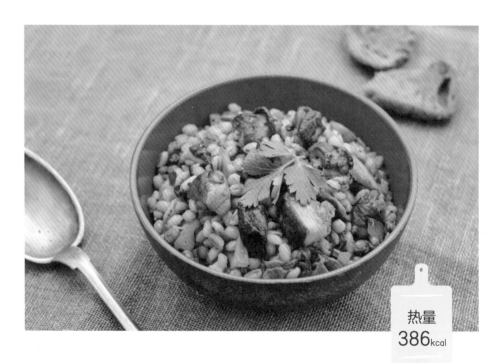

热量
386kcal

蘑菇大麦饭

材料

大麦 50 克，糙米 50 克，蘑菇 100 克，洋葱、肉末各 30 克，香菜、盐、食用油各适量

做法

1 大麦、糙米煮成杂粮饭，盛出放凉。

2 蘑菇洗净，切块；洋葱切小块。

3 油锅烧热，放入洋葱、肉末翻炒，再放入蘑菇炒熟，倒入杂粮饭炒匀。

4 加盐调味，关火后盛出装入碗中，放入香菜即可。

煎三文鱼

材料

三文鱼柳1块，胡萝卜、
土豆、甜椒各80克，青豆
50克，柠檬1个，杂粮面
包少许，盐、胡椒粉、橄
榄油各适量

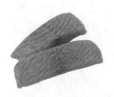

做法

1 甜椒洗净，去籽，切小块；土豆去皮洗净切丁；
胡萝卜洗净切丁；柠檬切片。

2 三文鱼柳洗净，切大块，挤上几滴柠檬汁抹匀，
加盐、胡椒粉腌渍15分钟。

3 平底锅开火，加少许油烧热，放入三文鱼柳，
两面煎熟，盛出装盘。

4 锅底留油，放入胡萝卜、土豆、甜椒、青豆，炒熟，
加少许盐调味，盛出装盘。

5 搭配杂粮面包食用即可。

热量
376kcal

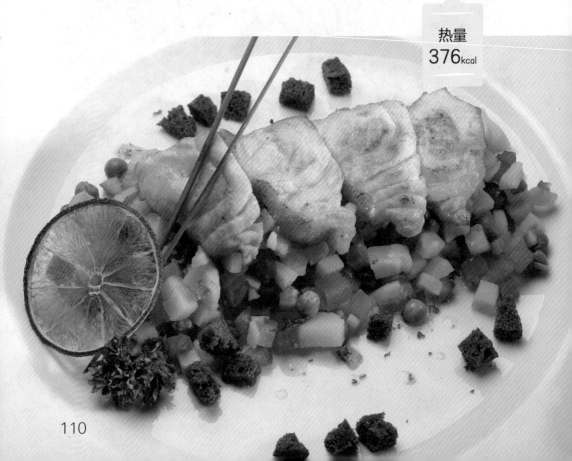

腐竹沙拉

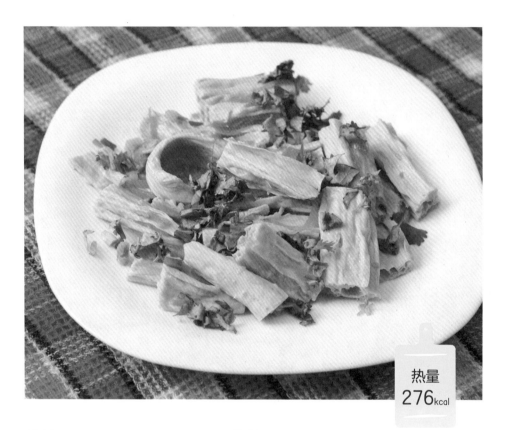

热量
276kcal

材料

腐竹 60 克，胡萝卜、蒜末、葱花、香菜各少许，盐 3 克，生抽 2 毫升，鸡粉 2 克，芝麻油 2 毫升，辣椒油 3 毫升，食用油适量

做法

1 腐竹泡发，切段，备用；胡萝卜切细丝。

2 锅中注水烧开，加入少许食用油、盐，倒入腐竹、胡萝卜丝，煮至食材熟透，捞出，备用。

3 放入备好的蒜末、葱花、香菜，加入适量盐、生抽、鸡粉、芝麻油，用筷子搅拌匀。

4 淋入辣椒油，拌匀即可。

DAY 11

30 天饮食计划

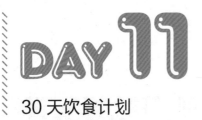

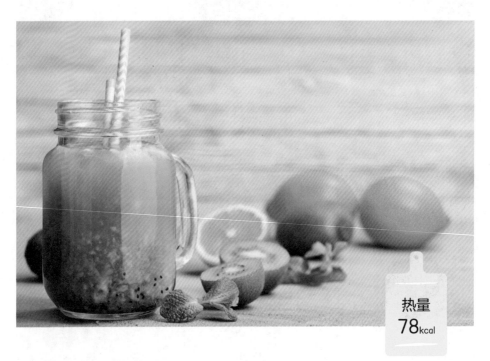

营养师说

　　哪怕减脂的每一天都平平无奇，但是坚持到现在，或许在自己看不见的地方，已经有效果了哦！

热量
78kcal

猕猴桃柠檬汁

材 料

猕猴桃 2 个，柠檬 1 个

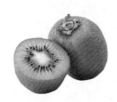

做 法

1　将猕猴桃去皮，切块；柠檬切开。

2　取榨汁机，选择搅拌刀座组合，倒入猕猴桃，注入少许纯净水，盖上盖，榨取果汁，倒入杯中。

3　挤入几滴柠檬汁，摇匀即可。

甜椒牛肉饭

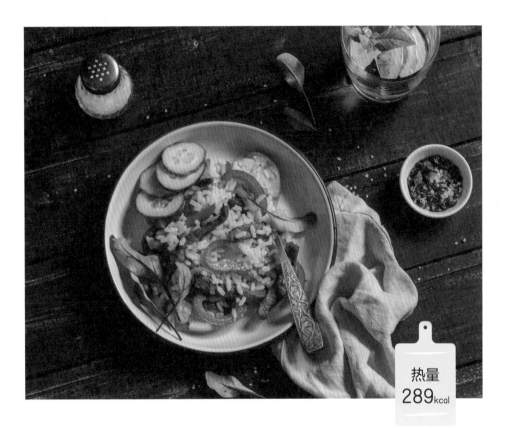

热量
289kcal

材料

牛肉 150 克，红甜椒 80 克，冷米饭 130 克，黄瓜 60 克，盐 2 克，胡椒粉、鸡粉各 3 克，料酒 10 毫升，生抽 5 毫升，蚝油 5 克，食用油适量

做法

1. 洗好的红甜椒去籽，切条形；黄瓜切片。

2. 洗好的牛肉切条，放入碗中，加入适量盐、胡椒粉、料酒，腌渍 10 分钟。

3. 用油起锅，倒入红甜椒，爆香，放入牛肉，炒匀；加入料酒、蚝油、生抽，炒匀。

4. 放入冷米饭炒匀，加入盐、鸡粉，翻炒入味。

5. 盛出装盘，放上黄瓜片即可。

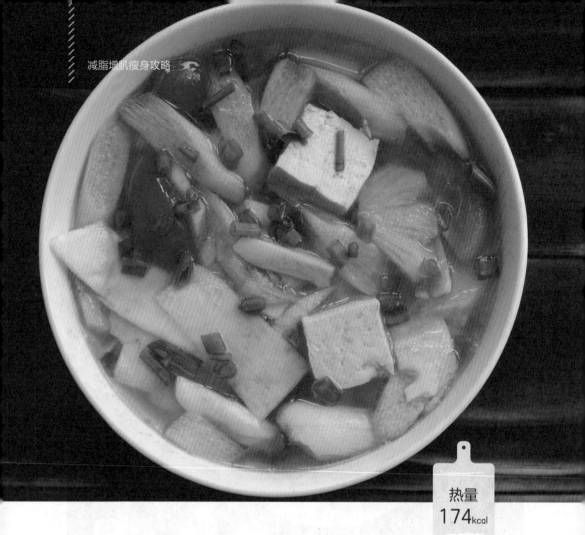

热量
174kcal

竹笋豆腐汤

材料

豆腐 150 克，竹笋 120 克，
西红柿 80 克，姜片、葱花
各少许，盐、鸡粉各 2 克，
食用油适量

做法

1 竹笋洗净，切块；豆腐切块；西红柿洗净切块。

2 油锅烧热，倒入姜片爆香，倒入豆腐稍炸，注入适量清水煮开。

3 倒入竹笋、西红柿，大火煮沸后转小火煮 15 分钟。

4 加入盐、鸡粉调味，盛出装碗，撒上葱花即可。

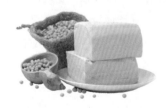

DAY 12

30 天饮食计划

营养师说

现代人很少会营养不足，更多的是营养过剩或者营养不均衡。而均衡的营养正是瘦身的必要条件，所以，只有好好吃饭，才能真正减肥。

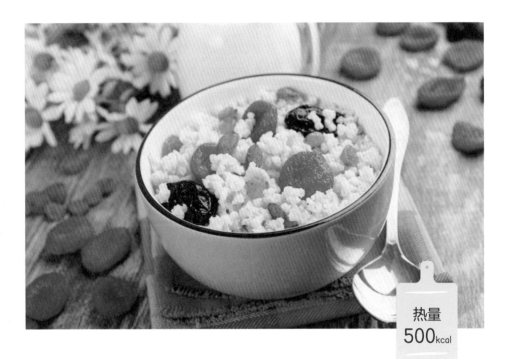

热量
500kcal

干果小米稀饭

材料

黑枣 30 克，梅子干 35 克，葡萄干 40 克，小米 30 克，大米 30 克

做法

1 锅中注入适量清水烧开，倒入小米、大米，搅匀。

2 盖上盖，转小火煮 40 分钟。

3 倒入黑枣、梅子干、葡萄干，搅匀煮沸，再煮 20 分钟。

4 关火后盛出煮好的稀饭，装入碗中即可。

泰国牛肉沙拉

材料

熟牛肉 150 克，洋葱 60 克，红椒 30 克，水发粉丝 60 克，圣女果 50 克，蒜末、香菜各少许，盐 3 克，生抽 2 毫升，鸡粉 2 克，芝麻油 2 毫升，辣椒油 3 毫升，食用油适量

做法

1 熟牛肉切片，备用；洋葱洗净，切丝；红椒切圈；圣女果切块。

2 锅中注水烧开，加入少许食用油、盐，倒入粉丝，煮至食材熟透，捞出，装盘。

3 放入备好的熟牛肉、洋葱、红椒、圣女果、蒜末、香菜，加入适量盐、生抽、鸡粉、芝麻油，用筷子搅拌匀。

4 淋入辣椒油，拌匀即可。

热量
308kcal

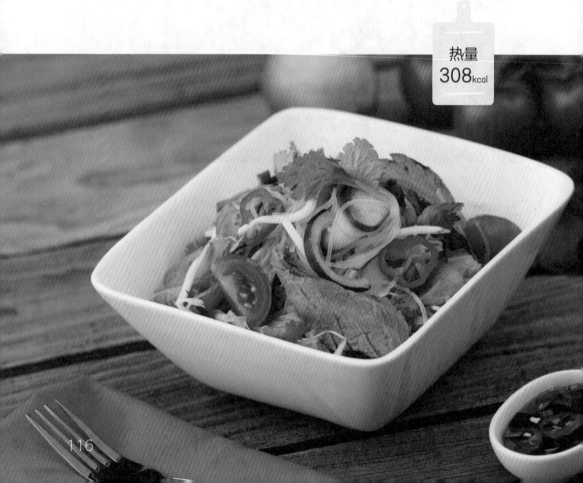

胡萝卜青豆炒玉米

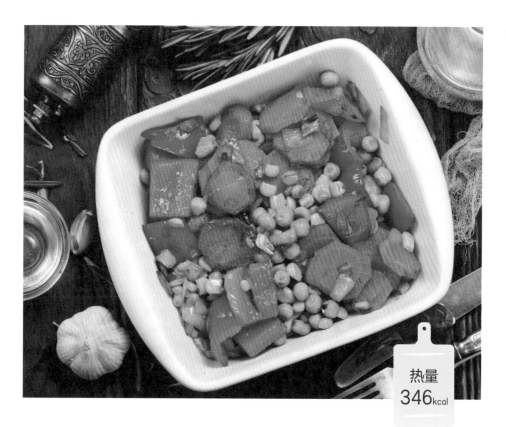

热量
346kcal

材料

胡萝卜 150 克，玉米粒 120 克，红椒 50 克，青豆 60 克，洋葱、盐、鸡粉、料酒、食用油各适量

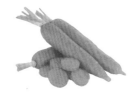

做法

1. 洗净去皮的胡萝卜切片；红椒去籽切块。

2. 用油起锅，放入洋葱、红椒爆香，倒入胡萝卜、玉米粒、青豆，快速炒匀，淋入少许料酒，炒匀提味，翻炒至食材八成熟。

3. 加入少许盐、鸡粉，炒匀调味，用中火翻炒至食材熟透即可。

DAY 13

30天饮食计划

营养师说

圣女果营养丰富，其维生素含量比普通西红柿高，可促进人体的生长发育，增强人体抵抗力，延缓衰老，是不可多得的减肥食物哦！

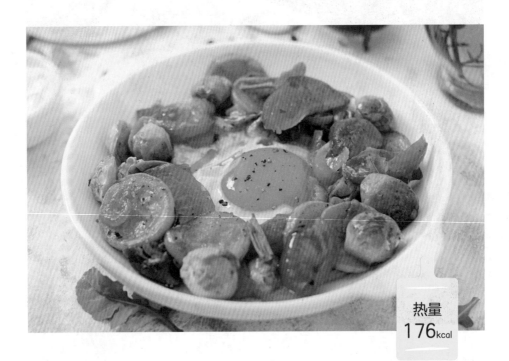

热量
176kcal

蔬菜煎蛋

材料

西红柿1个，小甘蓝60克，香菇60克，西葫芦80克，鸡蛋1个，洋葱、盐、鸡粉、胡椒粉、食用油各适量

做法

1 西红柿洗净、切块；小甘蓝洗净；香菇洗净切块；西葫芦洗净切片。

2 油锅烧热，打入鸡蛋煎成荷包蛋，摆入盘中。

3 锅底留油，放入洋葱炒香，放入西红柿、小甘蓝、香菇、西葫芦炒熟，放盐、鸡粉调味。

4 将炒好的蔬菜盛出放在荷包蛋周围，撒上胡椒粉即可。

美味虾串

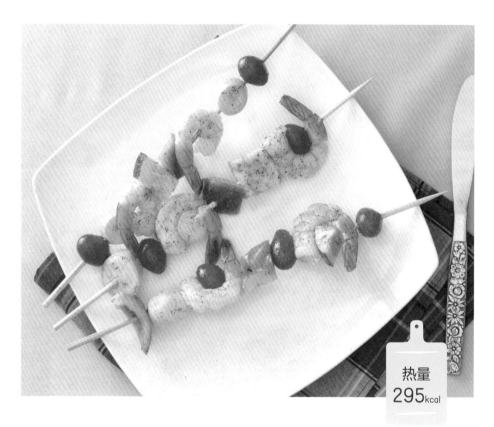

热量
295kcal

材料

虾仁 100 克，小土豆 100 克，
圣女果 80 克，洋葱 60 克，
青椒 50 克，盐、胡椒粉、
食用油各适量，竹签几根

做法

1 小土豆去皮洗净，切块；洋葱、青椒切块。

2 将虾仁、小土豆、圣女果、洋葱、青椒装碗中，
倒入盐和胡椒粉、食用油，搅拌均匀。

3 用竹签把食材穿起来，放入烤箱或者微波炉，
烤熟即可。

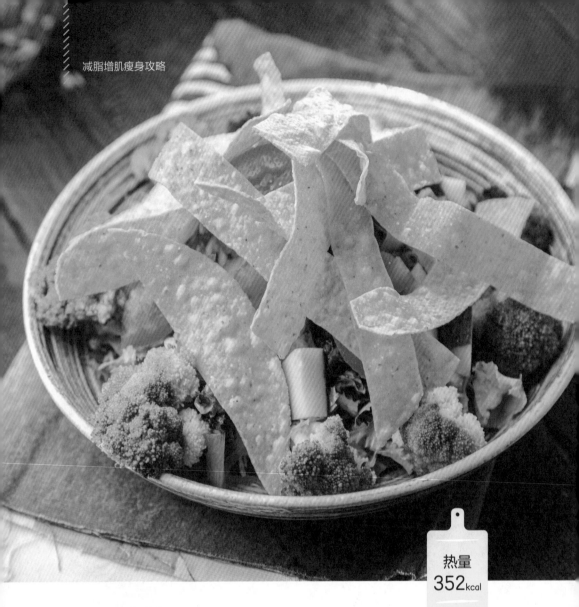

热量
352kcal

田园沙拉

材料

圣女果 100 克，油炸豆皮 60 克，西蓝花 100 克，紫叶生菜 80 克，黄瓜 60 克，盐、胡椒粉各 3 克，食用油适量

做法

1. 圣女果切块；油炸豆皮切条；西蓝花切小朵；生菜洗净切段；黄瓜洗净，切块。

2. 锅中放入清水烧开，倒入少许食用油和盐，放入西蓝花煮熟，捞出装盘。

3. 放入圣女果、生菜、黄瓜，加盐、胡椒粉拌匀，摆上油炸豆皮即可。

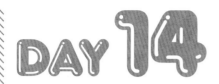

30 天饮食计划

营养师说

　　黄瓜尾部含有较多的苦味素，食用时切莫把黄瓜把儿全部丢掉，因为苦味素对于消化道炎症具有独特的功效，可刺激消化液的分泌，产生大量消化酶，使人胃口大开。

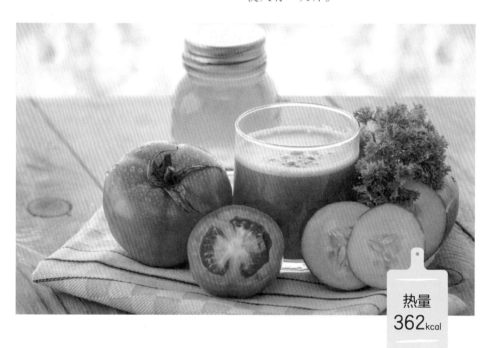

热量
362kcal

番茄黄瓜汁

材料

西红柿 1 个，黄瓜 80 克

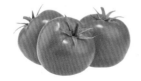

做法

1. 将黄瓜去皮，切片；西红柿切开。
2. 取榨汁机，选择搅拌刀座组合，倒入黄瓜、西红柿，注入少许纯净水，盖上盖，榨取果汁，倒入杯中即可。

胡椒牛排

材料

牛排 300 克，茄子 60 克，玉米、土豆各 80 克，西葫芦、圣女果、豆角、红椒、洋葱、口蘑各 50 克，胡椒 10 克，大蒜片 5 克，盐、淀粉各 3 克，老抽 5 毫升，味精 1 克，高汤 30 毫升，食用油适量

做法

1 牛排洗净，切块，加入盐、淀粉腌渍。

2 锅中倒油烧热，倒入牛排煎至八成熟后，捞出控油。

3 锅中留油烧热，放入胡椒、蒜片、牛排，加入高汤，煮至牛排熟透，加入老抽、味精调味，收汁，盛出装盘。

4 茄子洗净，切片；玉米切小段；圣女果、西葫芦切片；土豆去皮，切块；红椒、洋葱、口蘑切块；豆角洗净。

5 将所有蔬菜装入烤盘，放入盐和食用油拌匀，放入烤箱烤熟。

6 取出蔬菜，摆在牛排旁边即可。

热量
302kcal

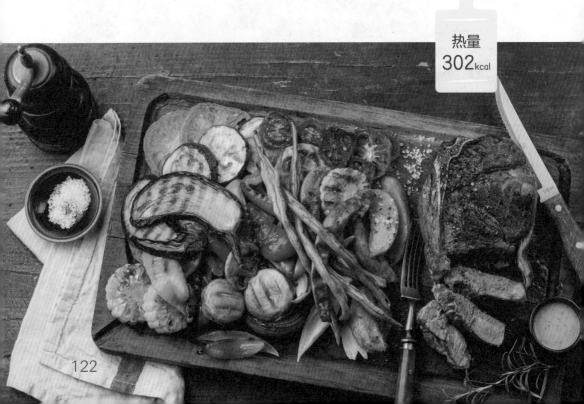

胡萝卜丝凉拌豆腐皮

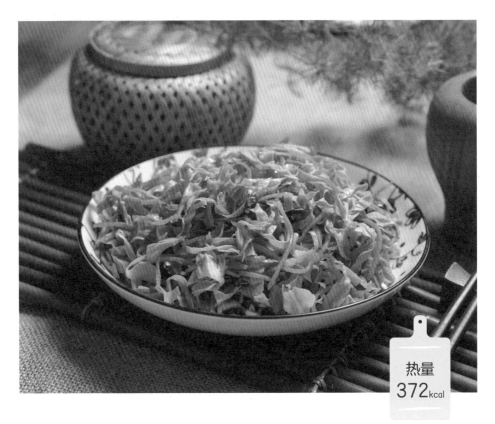

热量
372kcal

材料

豆腐皮 80 克，胡萝卜 100
克，蒜末、辣椒、鸡粉、
香菜各少许，盐 3 克，芝
麻油 5 毫升，食用油适量

做法

1. 去皮洗净的胡萝卜切成细丝；豆腐皮切丝。
2. 锅中注入适量清水，用大火烧开，放入食用油、
   盐，再下入胡萝卜、豆腐皮，搅拌匀，煮约 1
   分钟至全部食材断生。
3. 捞出胡萝卜、豆腐皮，沥干水分，放入碗中。
4. 加入盐、鸡粉、蒜末、辣椒、香菜，再淋入芝麻油，
   搅拌约 1 分钟至食材入味。
5. 将拌好的食材装在盘中即可。

DAY 15

30 天饮食计划

营养师说

节食减肥的人往往更容易便秘，因为没有足够的食物残渣来刺激肠蠕动，自然就会影响正常的排泄功能，长期节食很容易导致肠道功能紊乱。

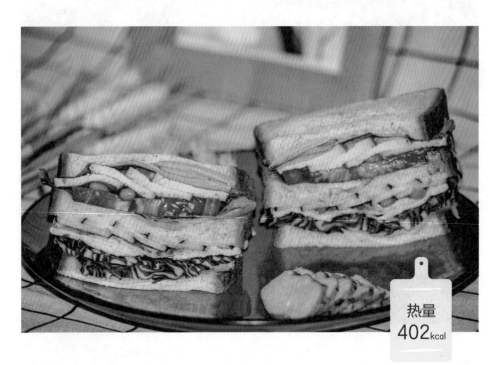

热量
402 kcal

自制杂粮吐司

材料

杂粮面包 1 个，鸡胸肉 1 块，
西红柿 1 个，紫甘蓝 60 克，
黄瓜 100 克，生菜 60 克，
花生米少许

做法

1. 面包切厚块，再从中间剖开，备用。
2. 鸡胸肉切片；西红柿切片；紫甘蓝切丝；黄瓜切片；生菜洗净备用。
3. 锅中注水烧开，放入鸡胸肉煮熟，捞出；放入紫甘蓝，煮至断生，捞出。
4. 将鸡胸肉、紫甘蓝、西红柿、黄瓜、花生米、生菜依次放入面包片中，即可食用。

香煎三文鱼柳

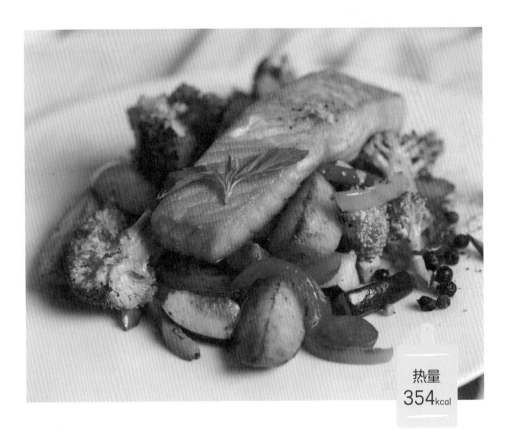

热量
354kcal

材料

三文鱼柳 1 块，土豆、甜椒、西葫芦各 80 克，西蓝花 100 克，盐、胡椒粉、橄榄油、罗勒叶各适量

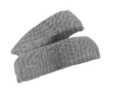

做法

1. 甜椒洗净，去籽，切条；土豆去皮洗净切块；西葫芦切块；西蓝花切小朵。

2. 三文鱼柳洗净，加盐、胡椒粉腌渍 15 分钟。

3. 平底锅开火，加少许油烧热，放入三文鱼柳，两面煎熟，盛出装盘。

4. 锅底留油，放入土豆、甜椒、西葫芦、西蓝花，炒熟，加少许盐调味，盛出装盘，放上罗勒叶即可。

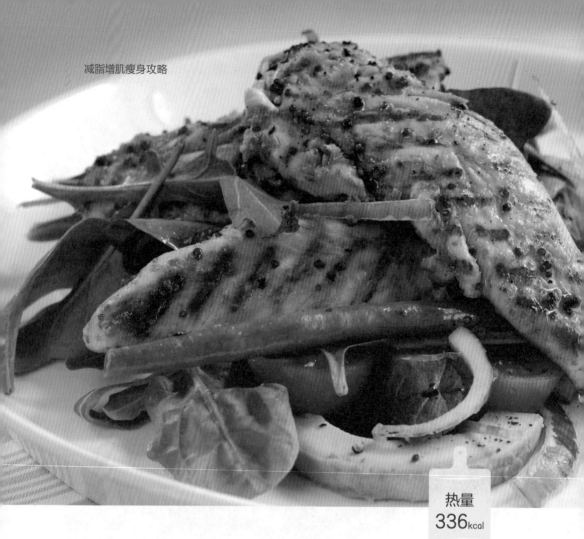

热量
336kcal

鸡肉沙拉

材料

鸡胸肉 3 块，菠菜、豆角、西葫芦各 60 克，圣女果、洋葱各 30 克，辣椒酱、盐、黑胡椒粉、料酒、橄榄油各适量

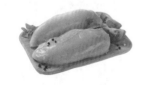

做法

1. 菠菜洗净，切段；豆角洗净；西葫芦切片；圣女果切开。

2. 鸡胸肉洗净，加盐、黑胡椒粉、料酒腌渍 15 分钟。

3. 锅中放入清水烧开，放少许盐，放入菠菜、豆角、西葫芦，煮熟，捞出装盘。

4. 另起平底锅开火，加少许油烧热，放入洋葱爆香，再放入鸡胸肉，两面煎熟，抹上少许辣椒酱，盛出装盘即可。

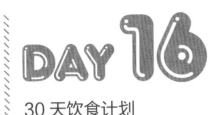

营养师说

半个月的时间很快过去了，自己都有哪些收获呢？

30 天饮食计划

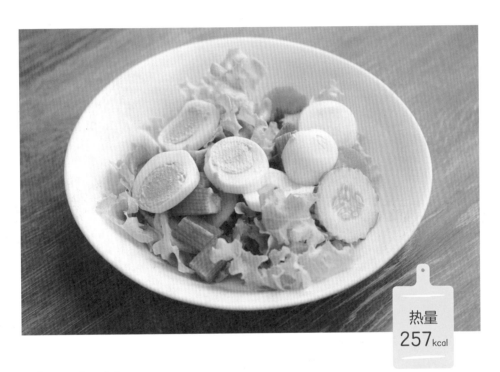

热量
257kcal

鸡蛋蟹柳

材料

鸡蛋2个，蟹柳60克，生菜、黄瓜、南瓜各50克

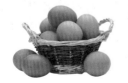

做法

1 生菜洗净，摆盘中；南瓜去皮，切块；黄瓜洗净，切片。

2 锅中放入清水烧开，放入南瓜、蟹柳煮熟，捞出放在生菜上。

3 把鸡蛋煮熟，剥壳，切成块，放在盘中，再放入黄瓜即可。

苹果炒蔬菜

材料

苹果200克，胡萝卜100克，土豆80克，盐少许，生抽、食用油各适量

做法

1 洗净的苹果切小块；土豆去皮，切块；胡萝卜切块。

2 锅中注入适量清水烧开，放少许盐，倒入切好的胡萝卜、土豆，搅拌匀，煮1分钟，捞出，沥干水分。

3 锅中倒入适量食用油，放入胡萝卜、土豆炒匀，加入苹果，翻炒匀，放入适量盐、生抽，翻炒均匀。

4 关火后把炒好的食材盛出，装入盘中即可。

热量
246kcal

芦笋和金枪鱼沙拉

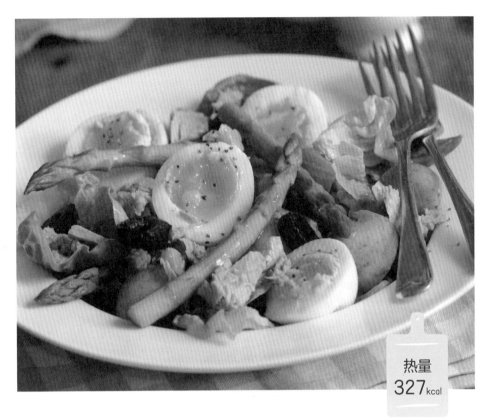

热量
327 kcal

材 料

金枪鱼肉罐头 80 克，土豆
100 克，芦笋、生菜各 70 克，
鸡蛋 2 个，黑橄榄、盐、黑
胡椒粉各少许

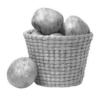

做 法

1. 土豆去皮洗净，切块；生菜、芦笋洗净。
2. 将鸡蛋煮熟，去皮，切成两瓣，放在盘中。
3. 锅中烧开水，放少许盐，放入土豆、芦笋煮 1
   分钟，捞出装盘。
4. 将鱼肉、生菜、黑橄榄放盘中，放少许盐和黑
   胡椒粉拌匀，即可食用。

DAY 17

30天饮食计划

营养师说

大家一定要清楚，减肥这事儿没有捷径。快速减肥容易导致脸色发黄、脱发、双眼无神、脾气暴躁、身体虚弱等问题。

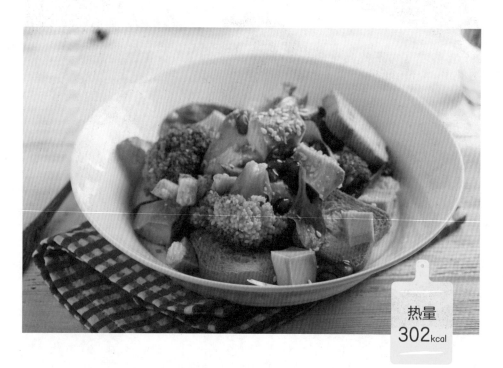

热量
302kcal

西蓝花面包水果沙拉

材料

面包80克，石榴半个，西蓝花、西葫芦各80克，香草10克，熟白芝麻5克，盐少许

做法

1 面包撕小块，烤至金黄色。

2 西蓝花切小块；西葫芦洗净，切块；石榴去皮，留石榴籽。

3 锅中放清水烧开，放少许盐，放入西蓝花、西葫芦煮熟，捞出装盘。

4 将面包、石榴、香草装入碗中，倒入熟白芝麻拌匀即可。

牛肉炒甜椒

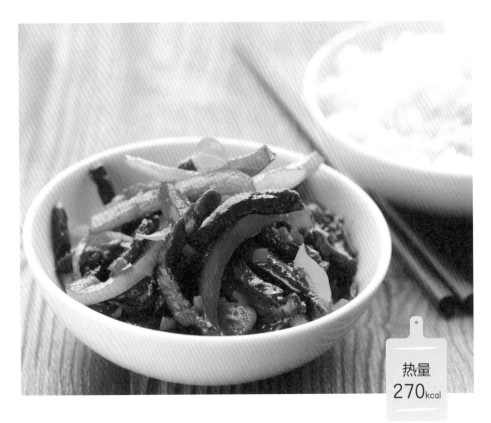

热量
270kcal

材料

牛肉 200 克，红甜椒、黄
甜椒、青甜椒各 80 克，蒜
片 10 克，盐 2 克，胡椒粉、
鸡粉各 3 克，料酒 10 毫升，
生抽 5 毫升，蚝油 5 克，
食用油适量

做法

1. 洗好的红甜椒、黄甜椒、青甜椒切开，去籽，
   切条形。

2. 洗好的牛肉切条，放入碗中，加入适量盐、胡
   椒粉、料酒，腌渍 10 分钟。

3. 用油起锅，倒入蒜片爆香。

4. 放入红甜椒、黄甜椒、青甜椒、牛肉，炒匀。

5. 加入料酒、蚝油、生抽，炒匀，加入盐、鸡粉，
   翻炒入味，盛出装盘即可。

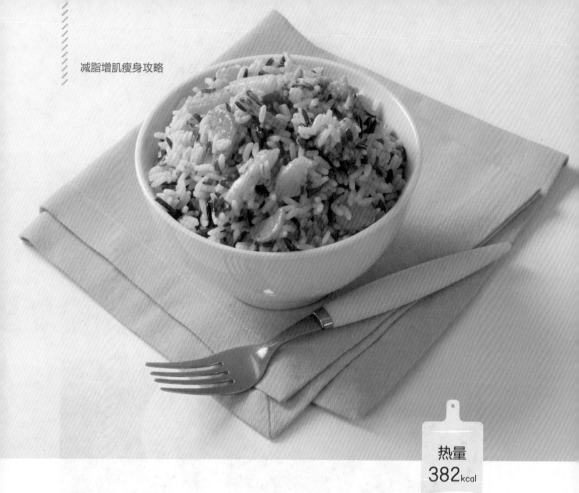

热量
382kcal

蔬菜杂粮饭

材料

冷的红米饭 180 克，肉末 50 克，土豆、西蓝花、胡萝卜各 60 克，盐 3 克，鸡粉 2 克，芝麻油、食用油各适量

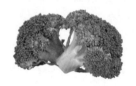

做法

1 洗好的西蓝花、胡萝卜切块；洗净去皮的土豆切块。

2 锅中注入清水烧开，加入盐、食用油，放入西蓝花、胡萝卜、土豆，拌匀，煮约 1 分钟至其断生，捞出，沥干水分。

3 用油起锅，倒入肉末炒匀，放入西蓝花、胡萝卜、土豆、红米饭，炒匀。

4 加入盐、鸡粉、芝麻油，炒香，盛出即可。

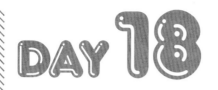

DAY 18

30 天饮食计划

营养师说

减脂期要选择一些升糖指数低的食物，可以帮助我们延缓饥饿，同时能控制多余能量的摄入。

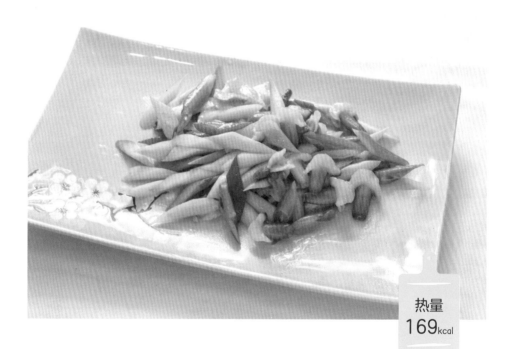

热量
169kcal

芦笋兰花蚌

材料

兰花蚌 100 克，芦笋 200 克，黄甜椒、红甜椒各 30 克，盐 2 克，胡椒粉、鸡粉各 3 克，食用油适量

做法

1 洗好的芦笋切滚刀块；兰花蚌洗净；黄甜椒、红甜椒洗净去籽，切块。

2 用油起锅，倒入黄甜椒、红甜椒爆香，倒入兰花蚌、芦笋，大火快速炒熟。

3 加入盐、鸡粉、胡椒粉，翻炒入味，盛出装盘即可。

133

蔬菜蘑菇盘

材料

红薯 80 克，西蓝花、豆角各 100 克，香菇、甜椒各 50 克，西葫芦 40 克，盐、食用油各少许

做法

1 红薯去皮洗净，切块，放入蒸锅中蒸熟，装盘。

2 西蓝花洗净，切小朵；豆角切段；香菇切块；甜椒去籽切块；西葫芦切片。

3 锅中注水烧开，放少许盐、食用油，再放入西蓝花、豆角、香菇、甜椒、西葫芦煮熟。

4 捞出装盘即可。

热量
192kcal

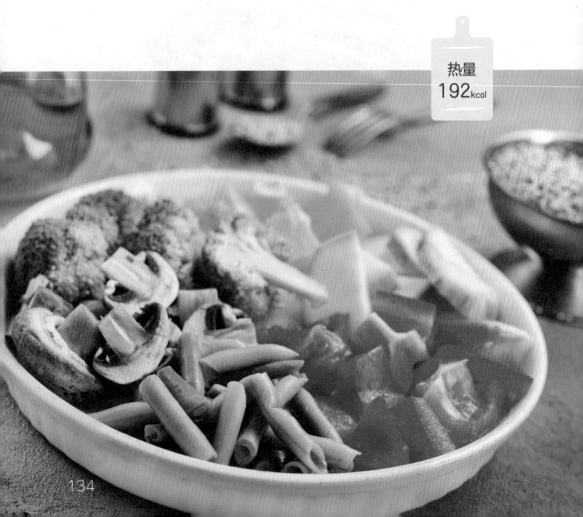

豆腐蔬菜三明治

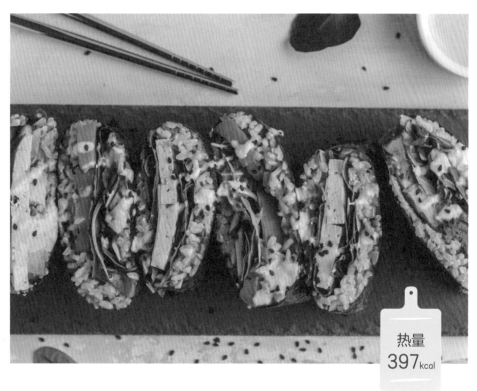

热量
397kcal

材料

豆腐 100 克，南瓜 150 克，生菜 100 克，樱桃萝卜 100 克，西葫芦 80 克，温热的米饭 150 克，寿司海苔 2 片，熟黑芝麻少许，盐、白糖、白醋各适量

做法

1　蒸锅烧开，分别放入南瓜和豆腐蒸熟，取出切薄片。

2　生菜洗净，切丝；樱桃萝卜洗净，切片，放少许盐腌渍 10 分钟；西葫芦洗净，切片，煮熟备用。

3　将盐、白糖、白醋按 1 : 5 : 10 的比例调制成寿司醋。

4　米饭中放入寿司醋、熟黑芝麻，翻拌均匀。

5　取 1 片寿司海苔，铺米饭压实，整理成正方形，铺上生菜、豆腐、西葫芦，再铺米饭，将海苔四角往中间叠起，收拢。

6　另取 1 片寿司海苔，铺米饭压实，铺上生菜、樱桃萝卜、南瓜，再铺一勺米饭，轻轻压一压，四角叠起，切成三角形即成。

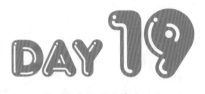

DAY 19

30天饮食计划

营养师说

早晨起来后，身体经过一晚上的消耗，完成了一个完整的新陈代谢的过程，排便结束并且在没有进食的条件下称体重，比较准确。

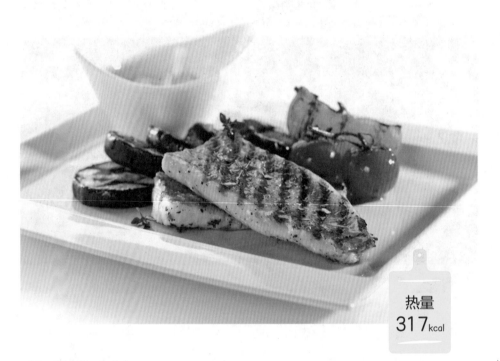

热量
317kcal

蔬菜鱼片

材料

鱼片150克，西葫芦80克，圣女果30克，香草少许，盐、胡椒粉、橄榄油各适量

做法

1 西葫芦洗净，切片。

2 烤盘中铺上锡纸，放入鱼片、西葫芦、圣女果，放入盐、胡椒粉、橄榄油，拌匀。

3 用锡纸包起食材，放入烤箱中层，200℃烤20分钟。

4 取出，将烤好的食材装盘，撒上香草即可。

鸡胸肉配绿色沙拉

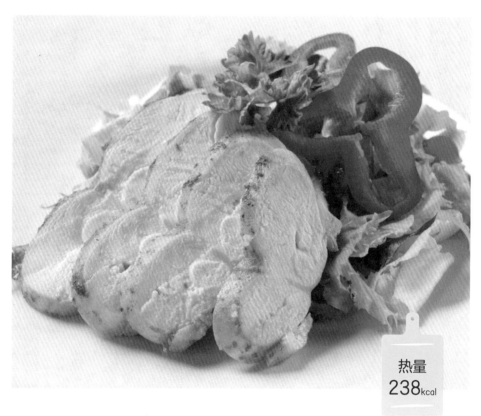

热量
238kcal

材料

鸡胸肉 1 块，生菜 80 克，
紫甘蓝、红椒各 60 克，盐、
胡椒粉、料酒、橄榄油各
适量

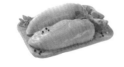

做法

1. 生菜洗净，切段，摆在盘中；紫甘蓝、红椒切丝。
2. 鸡胸肉洗净，加盐、胡椒粉、料酒腌渍 15 分钟。
3. 锅中放入清水烧开，放少许盐，放入紫甘蓝、红椒，煮熟，捞出装盘。
4. 平底锅开火，加少许油烧热，放入鸡胸肉，两面煎熟，捞出，切成片，装盘即可。

137

包菜拌核桃

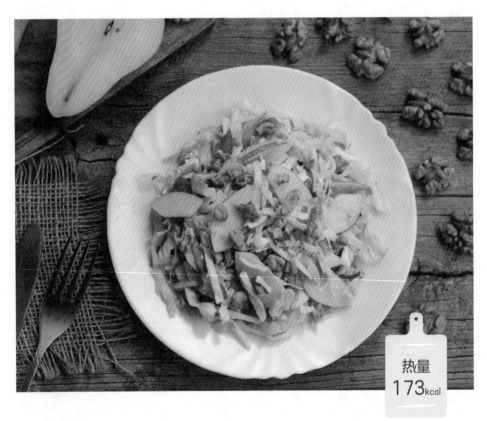

热量
173kcal

材料

包菜 100 克，冬瓜 100 克，
核桃仁 30 克，盐、食用油
各少许

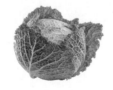

做法

1. 包菜洗净切丝；冬瓜切片。
2. 锅中注水烧开，放少许盐、食用油，再放入包菜、
   冬瓜煮熟，捞出装盘。
3. 油锅烧热，放入核桃仁炸香，放在蔬菜盘中拌
   匀即可。

DAY20

30 天饮食计划

营养师说

充足的睡眠、适量的运动、健康的饮食和良好的心态都是保持皮肤健康的重要准则。其中，补充优质蛋白质和维生素 C 尤为重要。

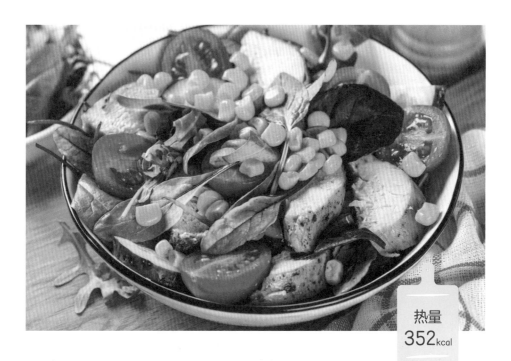

热量
352kcal

鸡肉拌蔬菜

材料

鸡胸肉 1 块，菠菜 80 克，西红柿 80 克，玉米粒 100 克，黄瓜 60 克，盐、胡椒粉、料酒、食用油各适量

做法

1 菠菜洗净；西红柿切块；黄瓜洗净，切片。

2 鸡胸肉洗净，加盐、胡椒粉、料酒腌渍 15 分钟。

3 锅中放入清水烧开，放少许盐，放入菠菜、玉米粒稍煮，捞出装盘，再放上西红柿、黄瓜。

4 平底锅开火，加少许油烧热，放入鸡胸肉，两面煎熟，捞出，切成片，装盘即可。

蚕豆茭白

材料

蚕豆、茭白各 100 克，盐、
鸡粉各 2 克，食用油适量

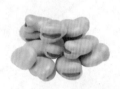

做法

1 洗净的茭白切片。

2 锅中烧开水，放入蚕豆、茭白煮 1 分钟，捞出。

3 油锅烧热，放入蚕豆、茭白炒熟。

4 放盐、鸡粉调味，盛出装盘即可。

热量
367kcal

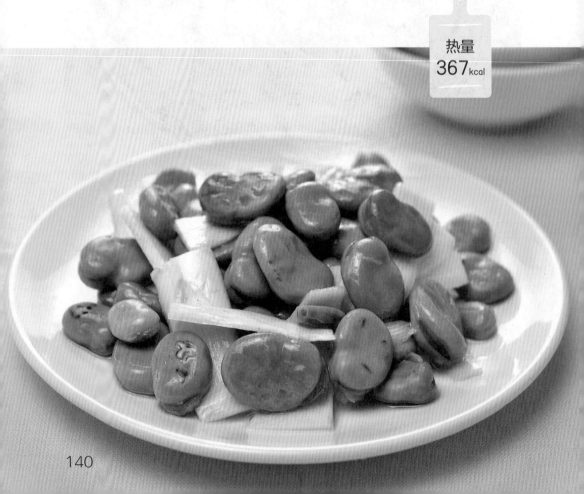

牛肉沙拉

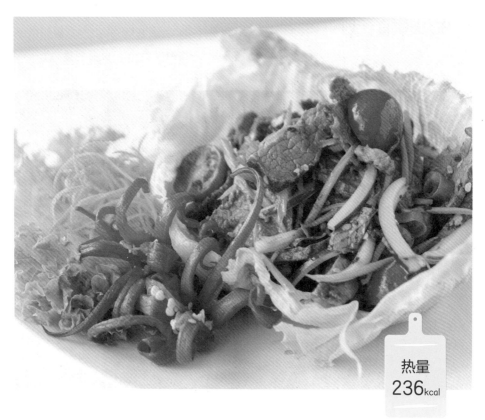

热量
236kcal

材料

熟牛肉 150 克，洋葱 60 克，红椒 30 克，胡萝卜 60 克，圣女果 50 克，生菜叶 2 片，蒜末、香菜各少许，盐 3 克，生抽 2 毫升，鸡粉 2 克，芝麻油 2 毫升，食用油适量

做法

1 熟牛肉切片，备用；洋葱、胡萝卜、红椒洗净，切丝；圣女果切块；生菜叶洗净，铺在盘中。

2 锅中注水烧开，加入少许食用油、盐，倒入胡萝卜，煮至食材熟透，捞出，装碗备用。

3 碗中放入备好的熟牛肉、洋葱、红椒、圣女果、蒜末、香菜，加入适量盐、生抽、鸡粉，用筷子搅拌匀。

4 淋入芝麻油拌匀，至食材入味，放在生菜上即可。

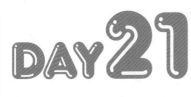

DAY21

30天饮食计划

营养师说

外出饮食，主食类优先选择玉米、红薯、南瓜、山药、芋头等，其次选择杂粮饭，这些要是都没有，尽量选择全麦面包，控制精白米、白面的摄入。

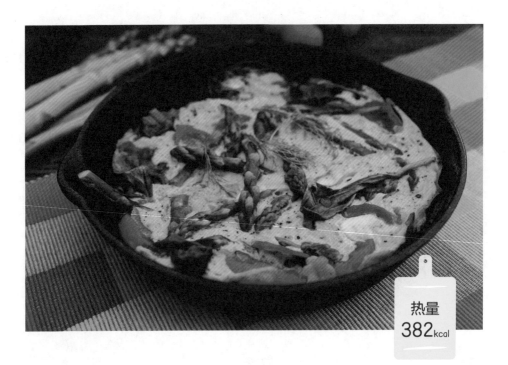

热量
382kcal

芦笋蛋饼

材料

芦笋100克，鸡蛋2个，菠菜80克，西红柿1个，面粉50克，食用油、盐各适量

做法

1 洗净的芦笋切小段；菠菜切段；西红柿切片。

2 取一碗，倒入面粉，加入盐拌匀，打入鸡蛋，倒入芦笋、菠菜、西红柿拌匀。

3 用油起锅，放入面糊铺平，煎约5分钟至两面金黄。

4 关火，取出煎好的蛋饼，装盘即可。

鸡肉甘蓝杂粮饭

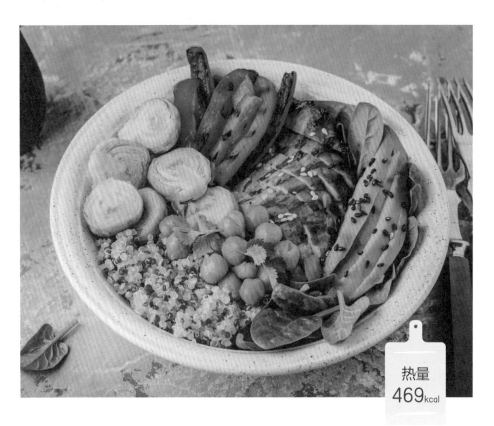

热量
469kcal

材 料

白藜麦、红藜麦各 30 克，
鸡胸肉 1 块，熟鹰嘴豆 30
克，小甘蓝、红椒各 80 克，
菠菜、青椒各 50 克，熟黑
芝麻、熟白芝麻各 10 克，盐、
胡椒粉、橄榄油各适量

做 法

1 将白藜麦、红藜麦煮成藜麦饭，放入盘中。

2 鸡胸肉洗净，加盐、胡椒粉腌渍；小甘蓝切开；
红椒、青椒切条；菠菜洗净，切段。

3 锅中放入清水烧开，放少许盐，放入小甘蓝、
青椒、菠菜，煮熟，捞出装盘。

4 平底锅开火，加少许油烧热，放入红椒、鸡胸肉，
煎至两面金黄，捞出切块，装入盘中。

5 放上鹰嘴豆，撒上熟白芝麻、熟黑芝麻即可。

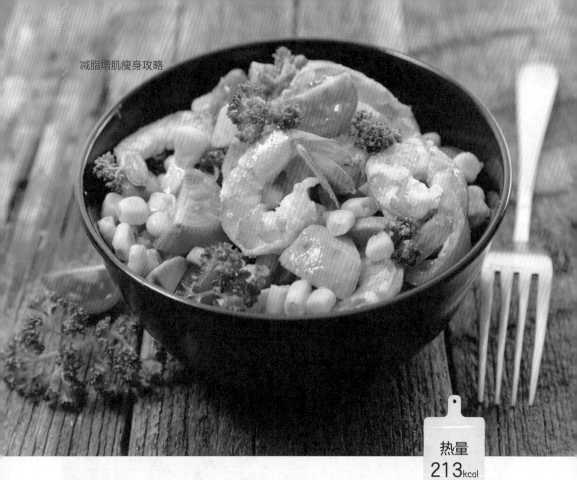

热量
213kcal

虾仁蔬菜沙拉

材料

虾仁 100 克，玉米粒 100 克，西蓝花、圣女果各 60 克，西葫芦 80 克，盐、蛋黄酱各适量

做法

1 圣女果、西葫芦、西蓝花洗净，切块。

2 虾仁放入沸水锅中煮熟，剥去外壳，待用。

3 将玉米粒、西葫芦、西蓝花放入沸水锅中煮熟，捞出。

4 取一小碗，放入虾仁、圣女果、西葫芦、玉米粒、西蓝花。

5 加盐、蛋黄酱，搅拌均匀后装盘即可。

DAY 22

30 天饮食计划

营养师说

吃饭时要注意，尽量先吃蔬菜，再吃含优质蛋白的食物，最后吃主食。如果要喝汤，餐前餐后都可以，但注意选择少油、少淀粉、少盐的汤。

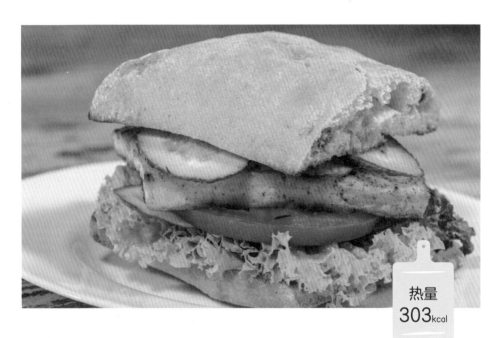

热量
303kcal

蔬菜汉堡

材料

杂粮面包 2 片，豆腐 1 块，黄瓜 60 克，西红柿 1 个，生菜叶 2 片，洋葱适量，盐、鸡粉、胡椒粉、食用油各适量

做法

1 豆腐洗净；黄瓜、西红柿洗净，切片；洋葱切圈。

2 油锅烧热，放入豆腐，两面炸黄，撒上盐、鸡粉、胡椒粉拌匀，盛出。

3 放入黄瓜稍炒，盛出。

4 取 1 片杂粮面包，依次铺上生菜叶、洋葱圈、西红柿、豆腐、黄瓜，再盖上 1 片杂粮面包。

5 蔬菜汉堡制成了。

西蓝花鸡排杂粮饭

材料

白藜麦、燕麦各 30 克，
鸡排 1 块，西蓝花、黄
瓜各 80 克，熟白芝麻
10 克，盐、胡椒粉、
辣椒酱、橄榄油各适量

做法

1 将白藜麦、燕麦煮成藜麦饭，放入盘中。

2 鸡排洗净，加盐、胡椒粉腌渍；西蓝花切小朵；黄瓜切块。

3 锅中放入清水烧开，放少许盐，放入西蓝花，煮熟，捞出装盘。

4 平底锅开火，加少许油烧热，放入鸡排，煎至两面金黄，捞出切块，装入盘中，抹上辣椒酱。

5 放上西蓝花、黄瓜，撒上熟白芝麻即可。

热量
342kcal

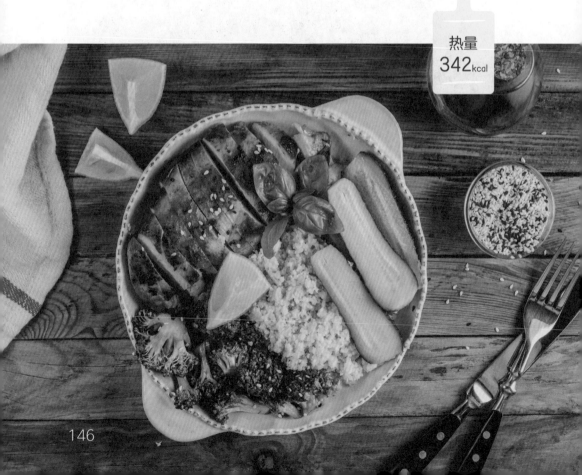

豆皮金针菇烤串

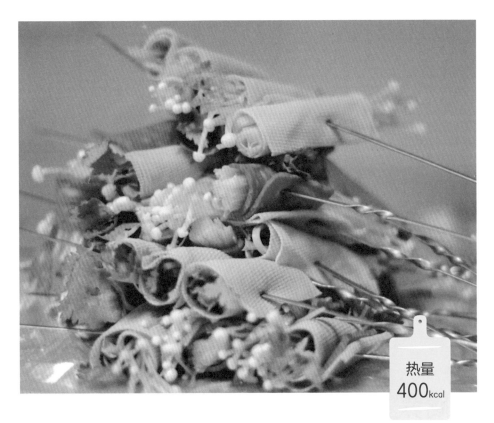

热量
400kcal

材料

培根、豆腐皮各 80 克，金
针菇、香菜各 60 克，盐、
黑胡椒、食用油各适量

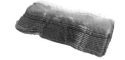

做法

1 培根、豆腐皮切片；金针菇、香菜洗净。

2 将金针菇、香菜放一起，加入盐和黑胡椒、食
用油拌匀。

3 将蔬菜放在培根片和豆腐皮中，卷起来，用牙
签固定。

4 把卷好的蔬菜卷放烤箱里，上下各 230℃，烤
10 分钟。

5 将蔬菜卷翻面，刷上少许食用油，再烤 5 分钟，
取出即可。

DAY 23

30 天饮食计划

营养师说

减肥期间要注意保持良好的睡眠。睡眠越少，越容易肥胖。当睡眠不足时，促进食欲的激素会增加，醒来后更容易吃过多高热量、高糖类的食物。

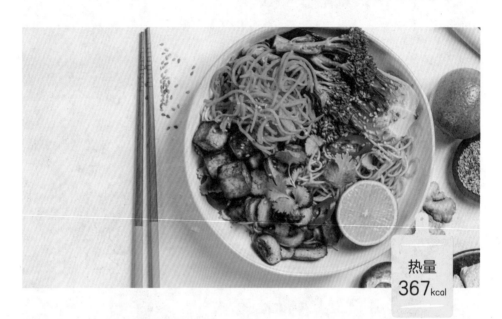

热量 367kcal

豆腐荞麦面

材料

荞麦面 95 克，红椒 10 克，胡萝卜 60 克，西蓝花、豆腐、蘑菇各 50 克，柠檬 1 个，上海青 1 棵，香菜少许，生抽 5 毫升，芝麻油 7 毫升，盐、鸡粉各 2 克，熟芝麻、食用油各适量

做法

1. 洗净去皮的胡萝卜切丝；洗好的红椒切圈；西蓝花、豆腐、蘑菇切块；上海青洗净，对半切开。

2. 锅中注水烧开，放入荞麦面煮熟，捞出装盘；再放入胡萝卜丝、上海青煮熟，捞出放荞麦面上。

3. 油锅烧热，放红椒爆香，放入西蓝花、豆腐、蘑菇炒熟，盛出放在荞麦面上。

4. 碗中挤入柠檬汁，放入盐、生抽、鸡粉、芝麻油，搅匀，浇在荞麦面上，放上香菜，撒上熟芝麻即可。

酱牛肉蔬菜

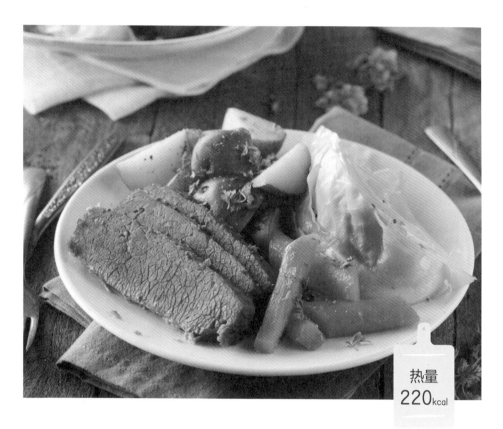

热量
220kcal

材料

酱牛肉 80 克，土豆、胡萝卜各 100 克，包菜 50 克，香菜、盐、食用油各少许

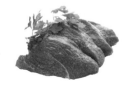

做法

1 酱牛肉切片；土豆洗净，切块；胡萝卜切条；包菜切开。

2 锅中注水烧开，放少许盐、食用油，再放入土豆、胡萝卜、包菜煮熟。

3 将酱牛肉、土豆、胡萝卜、包菜、香菜装盘即可。

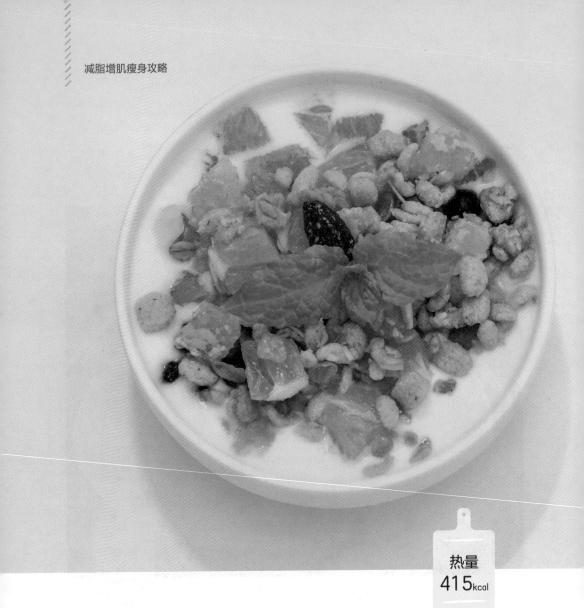

热量
415kcal

酸奶水果捞

材料

葡萄干 10 克，橘子 1 个，蓝莓 30 克，酸奶 150 克，燕麦片 15 克

做法

1 橘子去皮，切成小块；蓝莓洗净备用。

2 准备一个小碗，底部摆好蓝莓，倒入准备好的酸奶，再依次放入橘子块、葡萄干、撒上燕麦片即可食用。

DAY 24

30 天饮食计划

营养师说

不知不觉，已经快要一个月了，不知道你有什么样的减肥心得呢？

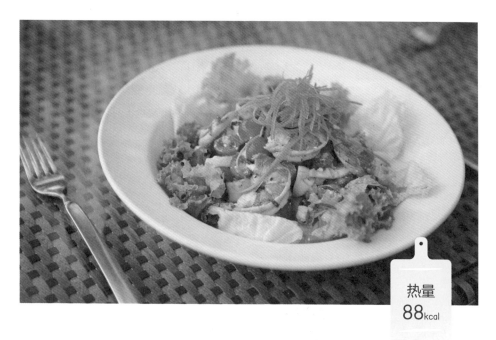

热量
88kcal

虾仁拌蔬菜

材料

鲜虾 100 克，胡萝卜 60 克，
圣女果 50 克，生菜叶 2 片，
盐、蛋黄酱各适量

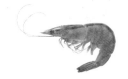

做法

1. 圣女果洗净，切块；胡萝卜洗净，切丝；生菜叶洗净，摆盘中。

2. 鲜虾放入沸水锅中煮熟，剥去外壳，取虾仁待用。

3. 将胡萝卜放入沸水锅中煮熟，捞出。

4. 取一小碗，放入虾仁、胡萝卜、圣女果，加盐、蛋黄酱，搅拌匀。

5. 盛出放在生菜叶上即可。

151

香菇木耳菠菜

材料

菠菜 200 克，水发木耳 70
克，鲜香菇 45 克，姜末、
蒜末、葱花各少许，盐、
鸡粉各 2 克，料酒 4 毫升，
橄榄油适量

做法

1 洗好的香菇去蒂，切成小块；木耳撕成小朵；
菠菜切去根部，再切成长段，待用。

2 锅置火上，淋入少许橄榄油，烧热，倒入蒜末、
葱花、姜末，爆香。

3 放入香菇、木耳，炒匀炒香，淋入料酒，炒匀。

4 倒入菠菜，用大火炒至变软，加入盐、鸡粉，
炒匀调味，关火盛出装盘即可。

热量
78kcal

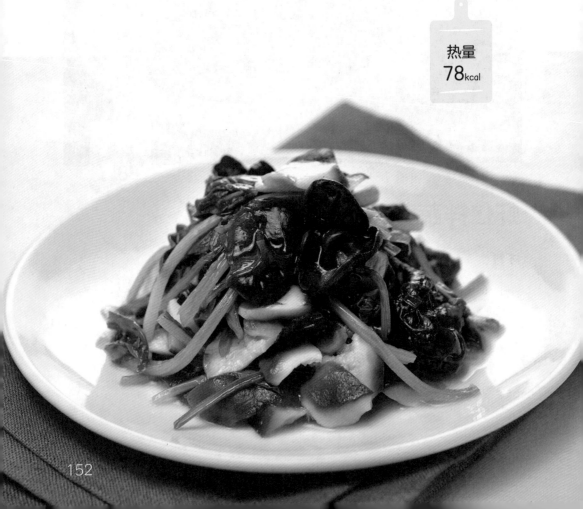

牛肉蔬菜沙拉

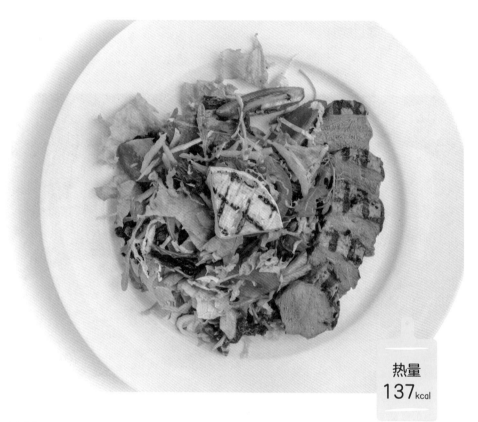

热量
137kcal

材料

酱牛肉 100 克，西红柿 1 个，荠菜 50 克，生菜、紫叶生菜各 60 克，盐、食用油各少许

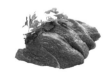

做法

1 酱牛肉切片；西红柿洗净，切块；荠菜洗净，切去根部；生菜、紫叶生菜洗净，撕碎，待用。

2 锅中注水烧开，放少许盐、食用油，再放入荠菜煮熟。

3 将酱牛肉、西红柿、生菜、紫叶生菜、荠菜装盘即可。

DAY 25

30 天饮食计划

营养师说

外出饮食的肉类优先选择海鲜类（如鱼肉、贝类、虾类），其次选择瘦牛肉、鸡胸肉、猪里脊等。坚决避免油炸、油煎食物，偶尔吃一顿，一定用开水涮一下。

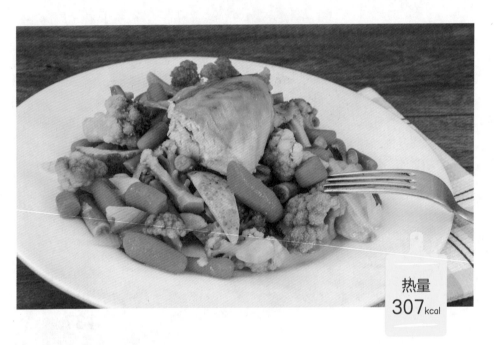

热量
307kcal

水煮鸡肉蔬菜

材料

鸡胸肉半块，胡萝卜、土豆、西蓝花各100克，盐、生抽、料酒、橄榄油各适量

做法

1 胡萝卜切条；西蓝花切小朵；土豆去皮，切块。

2 鸡胸肉洗净，加盐、生抽、料酒腌渍15分钟。

3 平底锅开火，加少许油烧热，放入鸡胸肉，两面煎熟，捞出装盘。

4 另起锅，放入清水烧开，放少许盐，放入西蓝花、胡萝卜、土豆，煮熟，捞出装盘即可。

鸡肉茄子西葫芦

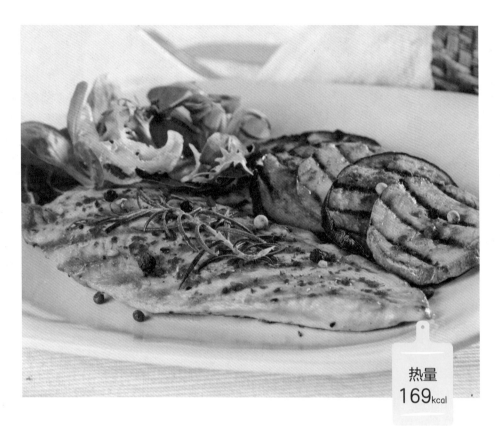

热量
169kcal

材料

鸡胸肉 100 克，茄子、西葫芦各 60 克，圣女果 30 克，生抽、辣椒酱、蒜末、盐、食用油各少许

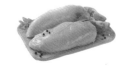

做法

1. 茄子、西葫芦洗净，切片；圣女果切开。

2. 烤盘中铺上锡纸，放入鸡胸肉、茄子、西葫芦、圣女果，放入生抽、辣椒酱、蒜末、盐、食用油，拌匀。

3. 用锡纸包起食材，放入烤箱中层，200℃烤 20 分钟。

4. 取出装盘即可。

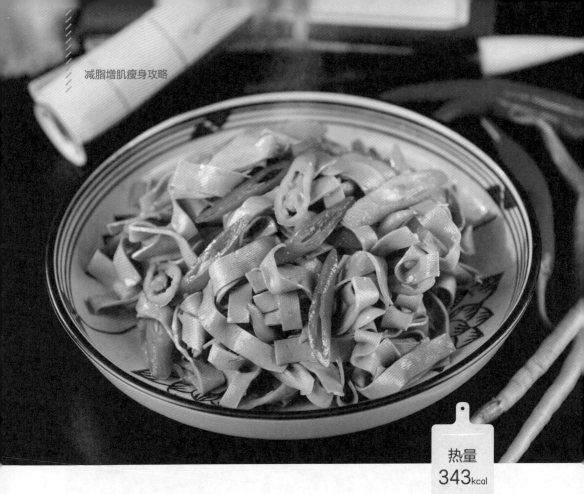

热量
343kcal

青红椒炒豆皮

材料

豆皮 100 克，青椒、红椒各 30 克，盐 3 克，鸡粉 2 克，老抽 2 毫升，料酒 4 毫升，生抽 5 毫升，水淀粉、食用油各适量

做法

1 洗净的青椒、红椒切成段；洗好的豆皮切条形。

2 用油起锅，放入青椒、红椒，爆香，倒入豆皮，淋料酒，炒香、炒透，加入少许盐、老抽、生抽、鸡粉，轻轻翻动，转中火炖煮约 2 分钟，至食材入味。

3 用大火收汁，倒入适量水淀粉，翻炒至汤汁收浓、食材熟透，关火后盛出即可。

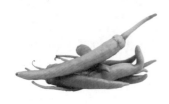

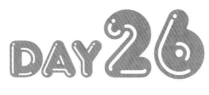

营养师说

加工过的燕麦片，用开水一冲就能吃，泡一会儿就会变得非常软烂，这样反而加快了消化速度，不利于减肥。所以，要尽量选择没有加工过的完整燕麦。

30 天饮食计划

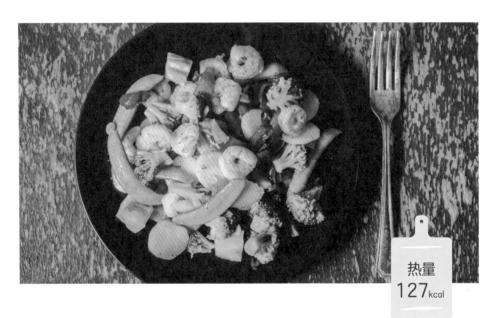

热量
127kcal

虾仁炒蔬菜

材料

虾仁 120 克，荷兰豆 100 克，西蓝花 80 克，红椒 20 克，盐少许，水淀粉 4 毫升，生抽、老抽、食用油各适量

做法

1. 洗净的西蓝花切小块。

2. 锅中注入适量清水烧开，放少许盐，倒入荷兰豆、西蓝花，搅拌匀，煮 1 分钟，捞出，沥干水分。

3. 锅中倒入适量食用油，放入红椒爆香，加入虾仁翻炒，再放入荷兰豆、西蓝花，翻炒均匀，加入适量清水，放入适量盐、生抽、老抽，翻炒均匀，放入水淀粉。

4. 关火后把炒好的食材盛出，装入盘中即可。

香菇燕麦饭配凉拌黄瓜片

材料

燕麦饭 150 克，香菇 120 克，西葫芦 80 克，黄瓜 200 克，圣女果 100 克，洋葱 60 克，红椒 20 克，香菜、盐、生抽、老抽、食用油各适量

做法

1 洗净的西葫芦切片；黄瓜洗净，切薄片；香菇切块；圣女果切块；洋葱切丝；红椒切块。

2 锅中倒入适量食用油，放入红椒爆香，加入香菇、西葫芦、圣女果，翻炒均匀，加盐、老抽调味，盛出放在燕麦饭碗中，撒上香菜。

3 黄瓜片、洋葱丝放在碗中，加盐、生抽、老抽拌匀，装入盘中，撒上香菜即可。

热量
357kcal

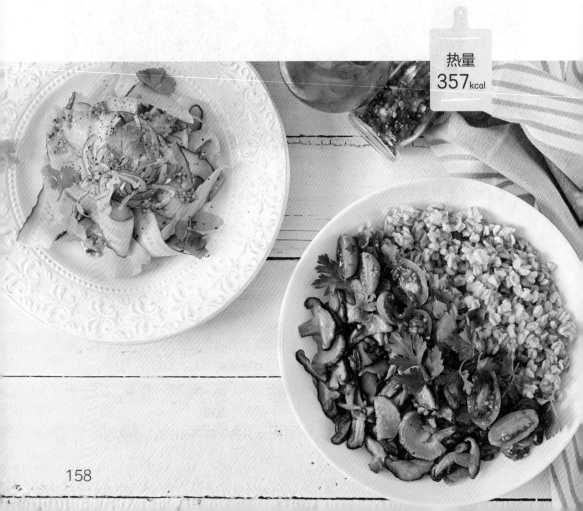

烤鸡肉蔬菜

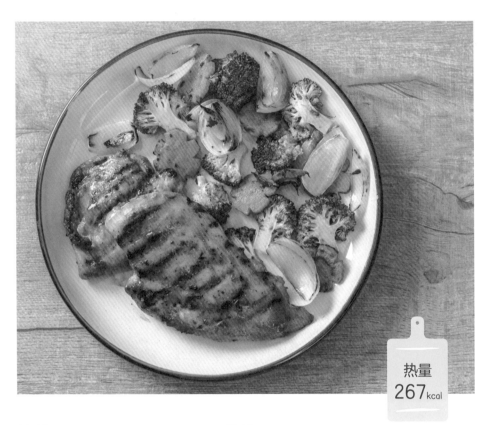

热量
267kcal

材料

鸡胸肉 1 块，西蓝花、胡萝卜、洋葱各 60 克，生抽、辣椒酱、盐、食用油各少许

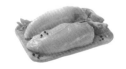

做法

1. 胡萝卜洗净，切片；西蓝花、洋葱切块。
2. 烤盘中铺上锡纸，放入鸡胸肉、西蓝花、胡萝卜、洋葱，放入生抽、辣椒酱、盐、食用油，拌匀。
3. 用锡纸包起食材，放入烤箱中层，200℃烤 20 分钟。
4. 取出装盘即可。

DAY 27

30 天饮食计划

营养师说

减肥的时候，不是要减骨骼、肌肉和水分，而是要减掉脂肪。只有过多的脂肪，才会带来臃肿的身材。降低体脂，使其达到合理的范围，才是真正的减肥。

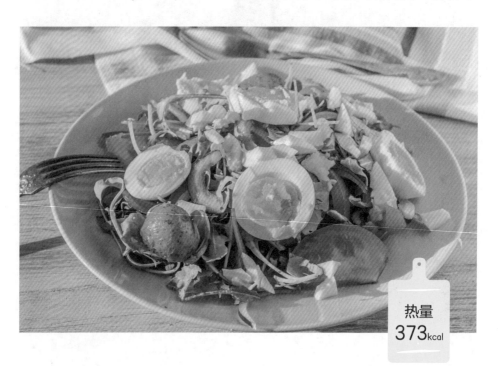

热量
373kcal

鱼丸蔬菜沙拉

材料

鱼丸150克，西红柿1个，鸡蛋2个，菠菜、洋葱各60克，盐、食用油各少许

做法

1 鸡蛋煮熟，剥壳，切开；西红柿切块；洋葱洗净，切丝；菠菜洗净，切段。

2 锅中注水烧开，放少许盐、食用油，放入鱼丸、菠菜煮熟。

3 将鱼丸、西红柿、鸡蛋、菠菜、洋葱装盘即可。

香菇鸡

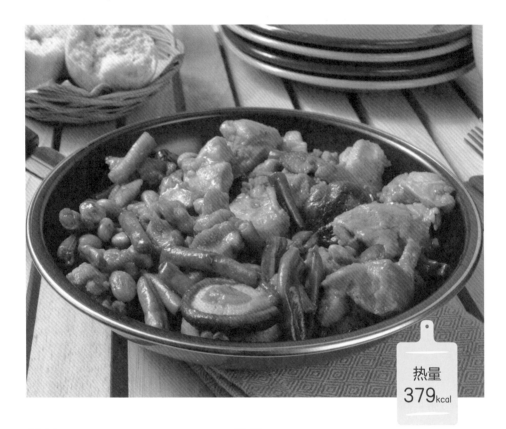

热量
379kcal

材 料

鸡块 150 克，青豆 65 克，四季豆 50 克，水发香菇 70 克，姜片、葱段、八角各少许，盐 3 克，生抽 6 毫升，料酒 4 毫升，鸡粉 2 克，水淀粉 4 毫升，食用油适量

做 法

1 用油起锅，倒入八角、葱段、姜片、鸡块，炒匀。

2 加入料酒、香菇、青豆、四季豆，炒匀。

3 放入生抽、清水、盐，煮 30 分钟至入味。

4 加入鸡粉、水淀粉，炒片刻，将烧好的食材盛出即可。

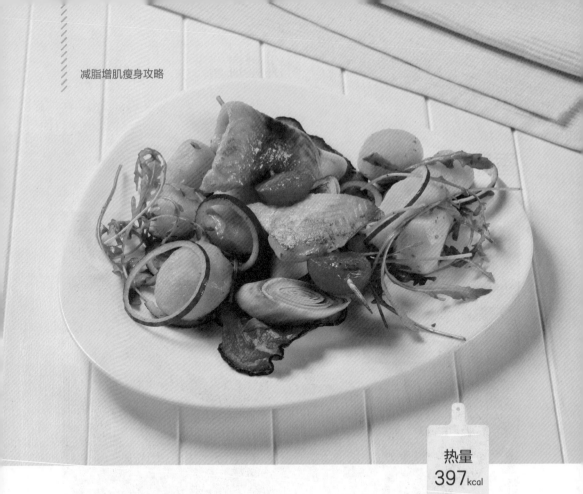

热量
397kcal

土豆培根鱼串

材料

小土豆150克，鱼片100克，
圣女果30克，培根30克，
葱段、荠菜、洋葱各50克，
盐、胡椒粉、生抽、食用
油各少许

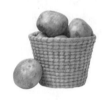

做法

1. 小土豆去皮，洗净；鱼片洗净，刷少许食用油、
盐、胡椒粉、生抽腌渍10分钟；荠菜洗净，去
除根部；洋葱切圈；圣女果切开。

2. 将鱼片和圣女果、培根片用竹签穿起来，放在
烤盘中，撒上洋葱圈、葱段，放入微波炉或烤
箱烤熟，取出装盘中。

3. 锅中倒入清水烧开，放入小土豆和荠菜煮熟，
捞出，放在装有鱼片的盘中即可。

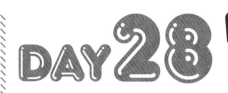

营养师说

蔾麦是经典的减肥食物之一，但对于胃肠受损较严重、有炎症的人来说，不太适合食用。由于蔾麦外膜较硬，会增加胃肠病患者的消化负担。

30 天饮食计划

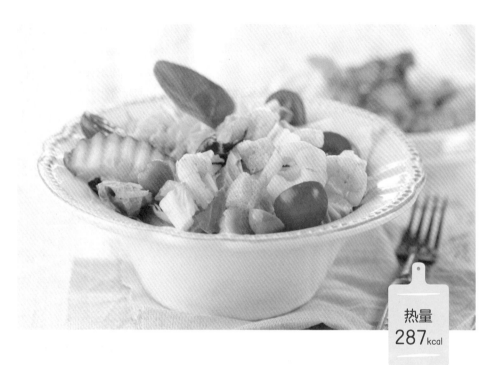

热量
287kcal

虾仁沙拉

材料

面包 60 克，虾仁 100 克，黄瓜 100 克，圣女果 60 克，生菜、菠菜各 50 克，盐、蛋黄酱各适量

做法

1. 面包撕小块，烤至金黄色；黄瓜、圣女果洗净，切块；生菜、菠菜洗净，切段。
2. 虾仁入沸水锅中煮熟，捞出待用。
3. 将生菜、菠菜放入沸水锅中焯一下，捞出。
4. 取一碗，放入面包、虾仁、黄瓜、圣女果、生菜、菠菜。
5. 加盐、蛋黄酱，搅拌均匀即可。

黑豆玉米沙拉

材料

黑豆 60 克，甜椒 100 克，
洋葱 80 克，玉米粒 100 克，
香菜、盐、食用油各适量

做法

1. 水发黑豆放入高压锅中煮熟。
2. 甜椒、洋葱洗净，切丁。
3. 锅中放入清水烧开，放少许盐、食用油，放入甜椒、玉米粒，煮熟，捞出。
4. 取一小碗，放入煮熟的黑豆、甜椒、洋葱、玉米粒，放少许盐、香菜，拌匀即可食用。

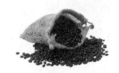

热量 396kcal

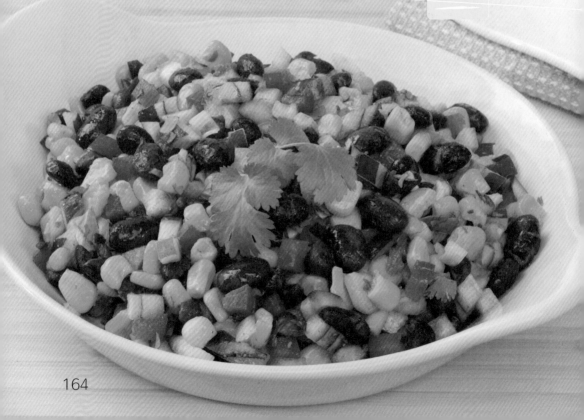

鸡肉鲜蔬炒饭

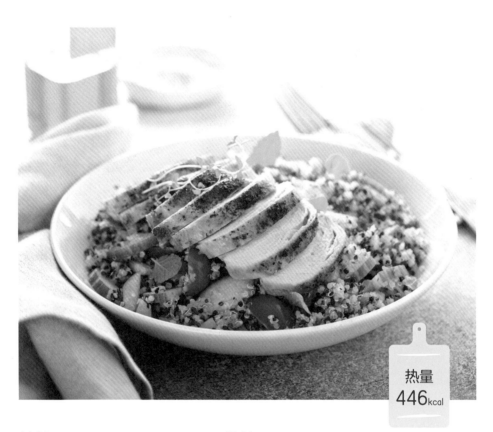

热量
446kcal

材料

白藜麦、红藜麦各 40 克，
鸡胸肉 1 块，黄瓜、圣女果、
黄甜椒各 60 克，盐、胡椒粉、
橄榄油各适量

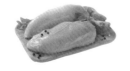

做法

1. 将白藜麦、红藜麦煮成藜麦饭。

2. 鸡胸肉洗净，加盐、胡椒粉腌渍；黄瓜切片；
圣女果、黄甜椒切块。

3. 油锅烧热，放入黄甜椒稍炒，再放入黄瓜和圣
女果拌炒，倒入藜麦饭拌匀，加少许盐拌匀，
盛出装盘中。

4. 煎锅里放油烧热，放入鸡胸肉，煎至两面金黄，
捞出切块，放在炒饭上即可。

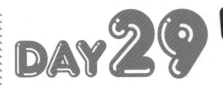

30 天饮食计划

营养师说

牛油果是一种营养价值很高的水果，含多种维生素、丰富的脂肪酸和蛋白质。牛油果含有钠、钾、镁、钙等元素，营养价值可与奶油媲美。

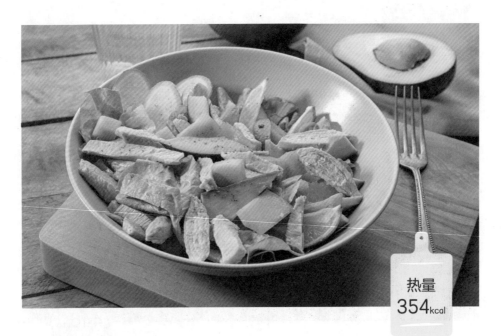

热量
354kcal

鸡肉牛油果沙拉

材料

鸡肉、牛油果各 100 克，柠檬半个，杧果 80 克，生菜 50 克，姜片少许，盐、黑胡椒粉各适量

做法

1 鸡肉切片，放盐、黑胡椒粉腌渍 10 分钟；牛油果去核，切块；柠檬切片；杧果去皮，切块；生菜洗净，铺在碗中。

2 锅中烧开水，放入姜片，再放入鸡肉煮熟，捞出。

3 取一碗，放入鸡肉、牛油果、柠檬、杧果，加黑胡椒粉拌匀。

4 放在生菜碗中即可。

香菇滑鸡盖饭

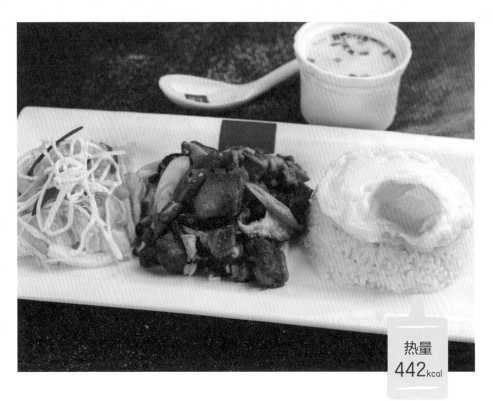

热量
442kcal

材料

熟米饭 150 克，鸡块 100 克，鸡蛋 1 个，水发香菇 70 克，生菜、玉米粒各 60 克，姜片、葱段、红椒各少许，盐 3 克，生抽 6 毫升，料酒 4 毫升，鸡粉 2 克，水淀粉 4 毫升，食用油、沙拉酱、红椒丝各适量

做法

1. 用油起锅，打入鸡蛋，煎成荷包蛋，放在米饭上。

2. 锅底留油，倒入姜片、葱段、红椒爆香，放入鸡块，炒匀，加入料酒，倒入香菇炒匀，放入生抽、清水、盐，煮 30 分钟至入味。

3. 加入鸡粉、水淀粉，炒片刻，将烧好的鸡块盛出装入碗中。

4. 锅中倒清水烧开，放入生菜、玉米粒烫熟，捞出装盘，撒上红椒丝，挤入少许沙拉酱即可。

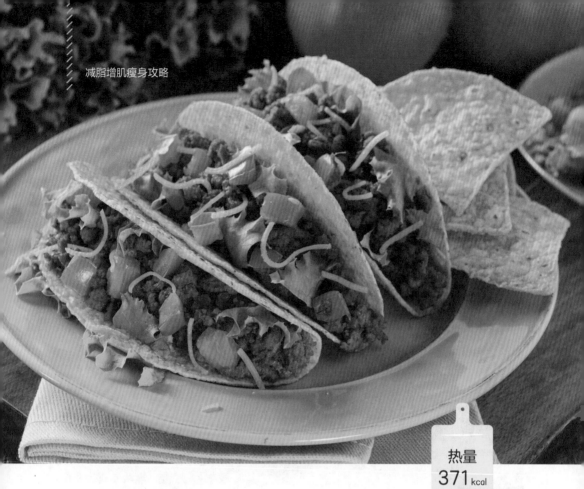

热量
371 kcal

牛肉蔬菜玉米饼

材料

玉米脆饼适量,牛肉150克,
生菜、甜椒各80克,胡萝卜、
西红柿各30克,盐、鸡粉、
孜然粉、生抽、白糖、生粉、
食用油各适量

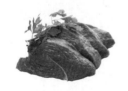

做法

1. 生菜洗净,切碎;甜椒洗净,切丁;胡萝卜洗净,
   切丝;西红柿切开,剁成末。

2. 牛肉洗净,剁成肉末,加盐、孜然粉、生抽、生粉、
   食用油腌渍15分钟。

3. 用油起锅,放入甜椒爆香,放入牛肉炒熟,再
   放入胡萝卜、西红柿、生菜炒匀,加盐、白糖、
   生抽炒匀调味,盛出装盘,待用。

4. 烤箱预热至230℃,将玉米脆饼两面刷少许油,
   放在烤盘上,放入烤箱烤10分钟,至两面金黄。

5. 取出玉米脆饼,稍放凉后对折,放上炒好的牛
   肉蔬菜即可。

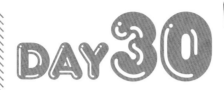

30 天饮食计划

营养师说

这世上没有永远不反弹的减肥方法，因为导致我们发胖的根源是不良的生活作息和饮食习惯。只有从源头上进行改变，才不容易反弹。

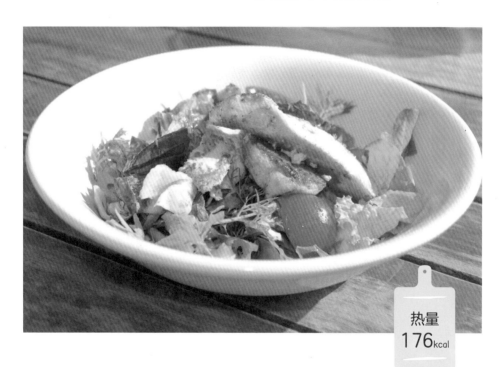

热量 176kcal

鸡肉拌蔬菜

材料

鸡肉 100 克，圣女果 60 克，生菜、紫叶生菜各 100 克，盐、胡椒粉、食用油各适量

做法

1 圣女果洗净，切块；生菜、紫叶生菜洗净，切段。

2 鸡肉洗净，切块，放盐、胡椒粉、食用油腌渍 10 分钟。

3 油锅烧热，放入鸡肉，两面炸熟，盛出。

4 取一碗，放入圣女果、生菜、紫叶生菜，拌匀。

5 放上鸡肉即可。

鱼排蔬菜

材料

三文鱼200克, 西蓝花80克, 花菜60克, 土豆、胡萝卜各50克, 圣女果30克, 盐、胡椒粉、橄榄油各适量

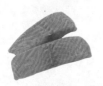

做法

1 三文鱼中放盐、胡椒粉、橄榄油腌渍10分钟, 放入烤箱烤20分钟, 取出装盘。

2 圣女果切开; 西蓝花、花菜洗净, 切块; 土豆去皮切块; 胡萝卜切条。

3 锅中放清水烧开, 倒入西蓝花、花菜、土豆、胡萝卜煮熟, 捞出, 放在三文鱼盘中即可。

热量
397kcal

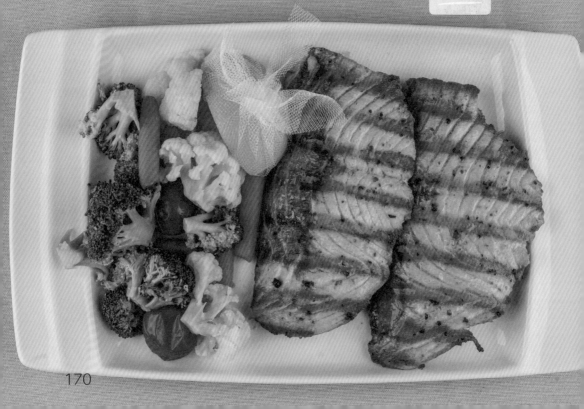

菠萝荔枝饮

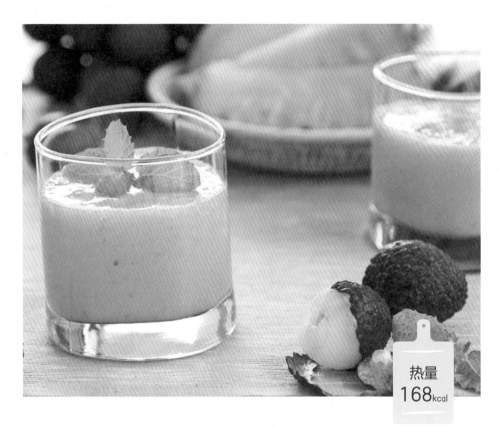

热量
168kcal

材料

菠萝 120 克，荔枝 100 克

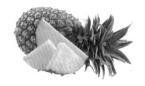

做法

1. 将菠萝去皮，切块；荔枝去皮，去核。
2. 取榨汁机，选择搅拌刀座组合，倒入菠萝、荔枝，注入少许纯净水，盖上盖，榨取果汁，倒入杯中即可。

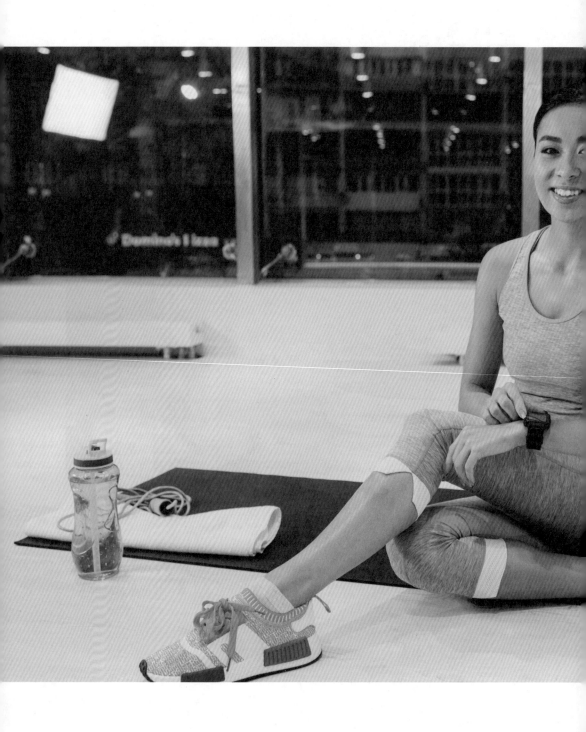

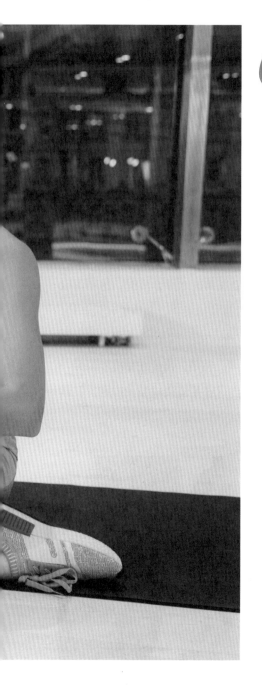

chapter 05

合理运动，
是减脂增肌的关键

　　七分吃，三分练。运动是除了
饮食之外，减脂增肌的必要手段。
减脂期尽量以有氧运动为主，力量
训练为辅；增肌期以力量训练为主，
有氧运动为辅。只要运动合理，无
论有氧还是无氧，都是减脂增肌的
好帮手。

TOP

减脂期有氧运动为主，力量训练为辅

跑步

跑步是一项有氧运动，可以强健骨骼和肌肉，对于燃烧脂肪有非常大的帮助。通过跑步，我们能提高肌力，令肌肉量适当地恢复正常的水平，同时，跑步可以提高体内的基础代谢水平，加速脂肪的燃烧，养成易瘦体质，让身体更紧致年轻。

坚持跑步还可以预防疾病。定期跑步能提高心肺功能，降低患病的风险。

平均计算，跑步一小时可以消耗热量 600 千卡。但是，需要注意跑步姿势，最好有专业教练进行正确指导，错误的跑步姿势会对膝关节造成极大损害。日常锻炼建议慢跑，慢跑每小时可以消耗热量 385 千卡。

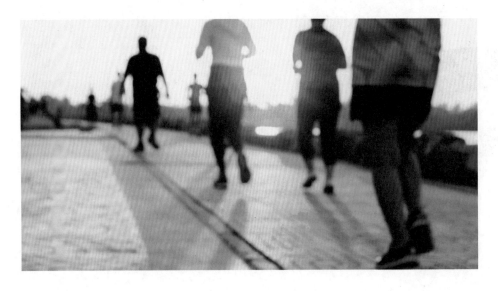

快走

　　快走是最容易执行，且最容易坚持的运动。快走对于器材的要求不高，一双运动鞋足矣。与跑步相比，快走更容易协调身体各关节和肌肉组织，不容易导致身体或者膝盖受伤。对于心脏不好或者过度肥胖的人来说，快走是很好的运动方式。

　　快走除了可以强筋健骨、提高机体运动功效、预防骨质疏松、增进胃肠蠕动、防治便秘、加速能量消耗、减肥瘦身、保持体形外，还能增强心肺功能、调节改善血脂。有研究表明，成年人每天步行 30 分钟，可增加热量消耗 30%，每天步行 1 千米，每月可减少约 0.3 千克的脂肪。

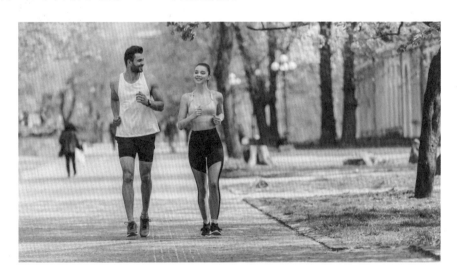

游泳

　　游泳最大的功效当数燃烧脂肪了。游泳需要全身配合，它可以让身体彻底活跃起来，游泳过程中虽然不会出现大汗淋漓的情况，但是全身的肌肉都得到了锻炼，真正在燃烧脂肪，是促进新陈代谢非常有效的方法。惊喜的是，不管什么样的游泳姿势，一小时都能消耗热量 400~600 千卡。

跳绳

跳绳这项运动，人们都不陌生，从运动量上说，持续跳绳 10 分钟，与慢跑 30 分钟或跳健美操 20 分钟所消耗的能量相当。所以，跳绳是一种能在短时间内消耗大量热量的有氧运动。

如果是初学者，前 2 天，仅在原地跳 1 分钟即可；2 天后连续跳 2 分钟即可；逐步循序渐进，3 个月后可连续跳上 10 分钟；半年后每天可实行系列跳。但是，体重基数太大的人不适合此项运动，会伤膝盖。

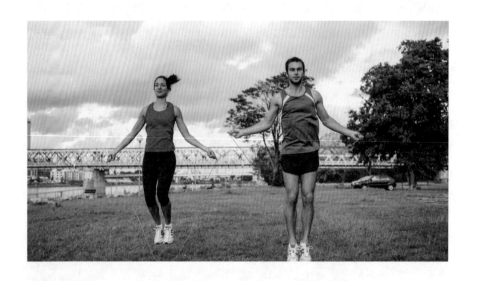

爬楼梯

在日常生活中多利用爬楼梯的方式来运动，很有利于减肥瘦身。爬楼梯 30 分钟，就可以消耗 260 千卡的热量，相当于慢跑 800~1500 米。出门、回家如果不赶时间，可多爬楼梯；如果楼层太高可以乘电梯到一半，剩下的楼层自己走。爬楼梯不需要专门安排时间，还能达到运动瘦身的效果，一举两得。

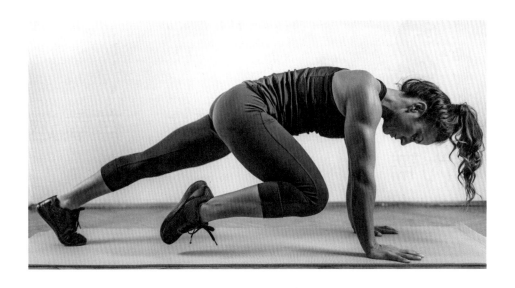

HIIT——高强度间歇训练法

HIIT，全称高强度间歇训练，是无氧和有氧运动的结合，是以短时间内通过激烈运动达到消耗巨大热量为目的的训练。每次锻炼的时间不长，但运动特别激烈，体重基数太大的人不适合。它的训练原则就是让身体始终处于不完全恢复的状态，使劲儿折腾。用 HIIT 减肥的好处，就是节省时间，每周 3~4 次，每次只需 15~30 分钟，非常适合上班族的作息。在减脂过程中，力量和运动能力会不断增强，减脂效率会越来越高。

HIIT 的其他好处

①减少肌肉流失，不会让脂肪越减越难减。
②更好地提升心肺功能。
③降低骨质疏松风险。
④提高运动表现力，让身体更加灵活、强健。

减脂期需要运动，方法很多，选一个自己喜欢的、能做到的、可以坚持的就可以了。

增肌期间力量训练为主，有氧运动为辅

　　力量训练主要是无氧运动，如负重深蹲、俯卧撑、杠铃划船等练习动作。不过我们可以通过轻重量、多次数、多组数的循环练习方式，使之兼具有氧运动的优点，可将无氧代谢产生的乳酸再次分解利用，减少肌肉不适感。不同的练习次数、练习组数及负重量会产生不同的效果。例如，为了提高肌肉耐力，增加肌肉弹性，我们应该采用负重小、次数多的训练方法，进行多关节复合动作的练习。最常见的复合动作包括推、拉、深蹲、硬拉、弓步，由此可以演变数十种不同的动作。一周3~4天的训练，足以获得很好的增肌效果，同时可以避免训练过度，身体能得到更好的恢复。

深蹲

　　深蹲是我们在生活中常接触的健身动作。很多人认为深蹲动作简单，可能难以见到效果，但深蹲是训练腿部力量非常有效的动作，且长期坚持下来能够让我们的腿形变得更加完美。

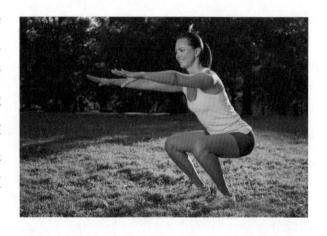

俯卧撑

俯卧撑是在我们生活中非常普及的健身动作，一般大家会将俯卧撑作为热身运动。俯卧撑有许多种类，我们熟知的有标准俯卧撑、跳跃俯卧撑、单手俯卧撑等。

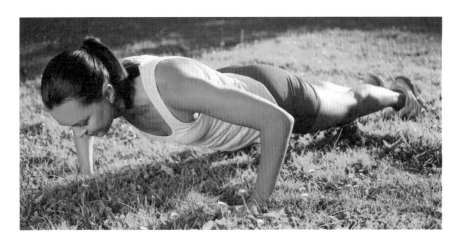

引体向上

引体向上是锻炼力量非常好的动作，主要考验的是手臂力量，只有拥有很强大的手臂力量，才能做好这个动作。另外，引体向上也很考验身体整体的协调性。动作有一定难度，但是如果能够坚持下来，健身效果也很明显。

仰卧起坐

仰卧起坐可以算是我们从小就接触的健身动作，也是很多地区列入学校体育考试项目的动作。接触过仰卧起坐的朋友应该都知道，仰卧起坐是锻炼腹肌非常好的方式，很多想要拥有马甲线及人鱼线的朋友，日常都会做一些仰卧起坐。

硬拉

硬拉的运动效果非常好，被称为"王者动作"，这个动作能运动到身上很多肌肉群。所以，如果打算做力量训练，硬拉是基础动作之一。

杠铃自由深蹲

杠铃自由深蹲这个动作其实和硬拉一样，都能够锻炼到我们身体中大部分的主要肌群，由于涉及面比较广，所以，它也被称为腿部训练的王牌动作，非常受现代人欢迎。如果你想要自己跑得更快，跳得更高或者腿部的力量更大，那么练这个动作是非常有效的，而且对于女性来说，这个动作还能够提臀，对塑造腿形也有帮助。

哑铃罗马尼亚硬拉

这个动作虽然简单，可是如果能够将动作做到位，塑形效果是非常好的。哑铃罗马尼亚硬拉有助于塑造美臀，并且在做这个动作的过程中，不仅仅能够锻炼到臀部，还能够让背部下方得到很好的锻炼，让腘绳肌更灵活。

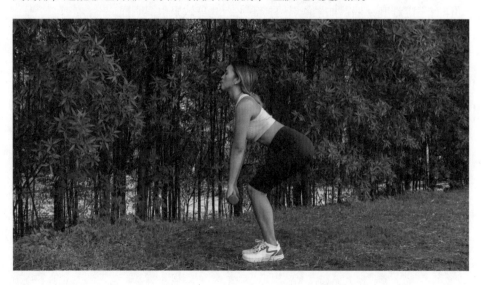